「思秋期」の壁

和田秀樹

リベラル新書

はじめに

この本は、私が30年以上にわたって高齢者医療に関わり、抗加齢医学の国際的権威であるクロード・ショーシャ博士と出会うなどして、本格的にアンチエイジングを勉強し始めて10年以上経った今現在、もっとも私がいいたいことをまとめたものです。それは、**成人が老人になる間の時期が、人生にとって一番重要な時期**だということです。

これを、子どもから大人になる間の時期を「思春期」と呼ぶのに対応して、「**思秋期**」と呼びたいと思います。思春期に自分の性ホルモン（男性なら男性ホルモン、女性なら女性ホルモン）がどっと出て、中性から男性と女性に分化していくように、思秋期は自分の性ホルモンが減って、中性化していく時期でもあります。

いずれにせよ、その過ごし方や考え方で、その後の人生は大きく違ってきます。私は現在62歳でその時期も終わりがみえているのですが、ショーシャ博士のメソッドと、自分で考えついたことを実践しているおかげか、この10年はほとんど年を取った気がしませんし、少なくとも外見上はそのように見えるようです。また〝男性〟であることも常に意識しています。

私が、数多くの高齢者を見てきて、かなり早い時期から痛感したことといえば、その個人差の大きさです。90歳くらいになっていても、若々しく矍鑠《かくしゃく》としている人もいれば、60歳くらいなのに認知症や寝たきりになっている人さえいます。そこまでいかなくても、60歳くらいなのに、すっかりおじいさん、おばあさんという人も少なくありません。

昔と比べて寿命が延びた今、そういう「よぼよぼ」状態で、20年も30年も生きるということも珍しくなくなってきています。

当初は、ある種の生活習慣病や、血圧や血糖値の管理が悪いために、小さい脳梗塞などをたくさん起こしていたり、心臓や骨の老化が早いからだというふうに思っていたのですが、どうもそうではなさそうだというのが、私の結論です。

私はこれまで五千枚くらい、脳のCTスキャンやMRIを見てきましたが、実は、同じように脳が萎縮していたり、小さな脳梗塞がいくつもあるのに、バリバリの現役の人と、すっかりボケたようになっている人がいるのです。遺伝的要因など、さまざまな理由は考えられるのですが、私の経験から導き出した結論は、きちんと頭や身体を使っているかが、そのもっとも大きな要因だろうということです。

実際、年を取ってからは、身体のほとんどの部分が、使っていないと衰え方が激しくなるのです。たとえば、若いころならスキーで骨折して1か月寝ていても、骨がつながれば翌日から歩けます。筋肉も多少衰えますが、すぐに回復します。しかし、年を取ってくると、風邪をこじらせて2週間くらい寝ていると、そのまま歩けなくなったり、リハビリをしなければ歩けなくなってしまいます。

70歳以上の高齢者の就労率が日本一高い長野県が、男女とも平均寿命は長く（女性第1位、男性第2位）、一人あたりの老人医療費もベスト5に入るほど少ないのに、実は、就労率がワースト5の常連になっている沖縄県は、長寿県と思われがちですが、実は、男性は日本全体の平均寿命より短いのです。

年を取っても働き続けることが、いかに寿命や健康に寄与しているかがわかります。実はこの傾向は中高年から始まっています。中高年になれば、身体も頭も意図的に使い続けていないと、年を取ると身体がよぼよぼしてきたり、頭がボケたようになるのです。

だから、頭も身体も使い続けようというわけですが、ことはそう簡単にいきません。人間の脳や身体のメカニズムのせいで、中高年以降は、そのもとになる意欲が衰えてしまうのです。人間というのは、40代くらいから、脳の前頭葉という場所の縮みが目立ち始めますが、このためにそれ以前のような意欲が衰えていきます。とくに男性は、この時期に男性ホルモンの減少が目立つようになるため、意欲低下が激しくなります。

要するに、成人期と高齢期の間の時期に、老人になるのを遅らせたり、いい年の取り方をするために重要な役割を果たす意欲の老化（これは私が「**感情の老化**」と呼んでいるもののひとつです）が起こってしまうのです。

この意欲の老化のもとになる前頭葉の老化やホルモンの減少にきちんと対応できないと、老化を遅らせることも、いい年の取り方もできないということです（もちろん、自覚しないでそれができている人もたくさんいるのですが）。

また、思春期のときは、どんな大人になろうかと考えたり、アイデンティティを確立する時期とされ、そのために思い悩むわけですが、思秋期にも同じようにしないと、身体や脳の老化以上に、魅力的な高齢者になれないという問題もあります。

そこで私はこれまでの医者としてだけでなく、人生経験から得た具体的な思秋期の対処法や生き方の提言をさせていただきたいと思います。全部が正しいというつもりはありませんが、この時期を迎える人にはある程度役立つヒントになると思いますし、ひとつでも実践していただき、役に立ったということであれば、著者として幸甚この上ありません。

本書は２０１６年に出版した『思秋期』（ブックマン社刊）という本をもとに、加筆をし、あらたに出し直したものです。あれから6年が経ちましたが、自分自身、あまり年を取っていないと実感しているので、ぜひ、読者の皆様も参考にしていい本だと思います。

末筆になりますが、本書のために私を応援してくださり対談に貴重な時間を割いてくださった、私の思秋期のモデルともいえる林真理子先生と、この本を作るにあたって尽力していただいたすべての方に、この場を借りて深謝いたします。

和田秀樹

あなたの
感情年齢は
いま何歳?

「感情老化」度テスト

あてはまるところに○をつけてください。	YES	どちらともいえない	NO
□最近は自分から遊びに友達を誘ったことがない			
□性欲、好奇心などがかなり減退している			
□失敗をすると、昔よりもうじうじと引きずる			
□自分の考えと違う意見をなかなか受け入れられない			
□年下にタメ口をきかれると瞬間的にムッとする			
□「この年で始めたって遅い」とよく思う			
□お金を使って楽しむより老後に備えてお金を貯めたいと思う			
□あることが気になったら、しばらく気にし続ける			
□最近、何かで感動して涙を流した記憶がない			
□カッとなって部下や家族に怒鳴ることが多い			
□起業など、若い人の話だと思う			
□この半年、一本も映画を観ていない			
□夫婦喧嘩をすると、怒りがなかなか収まらない			
□友達の自慢話を聞いていると、昔よりじっと聞いていられない			
□新刊やカルチャー教室、資格試験学校、旅行などの広告に興味が湧かない			
□この一か月、一冊も本を読んでいない			
□最近の若い奴のことはわからない、としばしば思う			
□今日あった出来事が気になって、落ち着かずに眠れないときが多々ある			
□最近、涙もろくなった			
□昔と比べて、斬新なアイデアが思い浮かばなくなった			
□グルメ雑誌、ファッション誌なんて自分とは別世界のことと思う			

出典:『人は「感情」から老化する』和田秀樹著/祥伝社新書より改変

	YES	どちらともいえない	NO
□一つの気に入った案が思いつくと、なかなか別の考えが浮かばない			
□昔よりイラッとくることが多くなった			
□ここ数年、旅行は自分で計画せず、人の計画に丸乗りするだけだ			
□昔と比べて、いろいろなことに腰が重くなった			
○の数の合計			
※○の数にそれぞれ、3、2、1をかける	×3＝	×2＝	×1＝
	①	②	③

あてはまるところに○をつけてください。

	YES	どちらともいえない	NO
□「ごますり」とわかっていてもすられると気持ちいい			
□「あいつは○○だから」と人の性格などを決めつけたような発言をよくする			
□人にものを尋ねるのが億劫だ			
□仕事で、アイデアを思いついても面倒くさいので提案しない			
□一度嫌い（好き）になった人物のことは、なかなか良い点（悪い点）を認められない			
○の数の合計			
※○の数にそれぞれ、2、1、0をかける	×2＝	×1＝	×0＝
	④	⑤	0

① ＋ ② ＋ ③ ＋ ④ ＋ ⑤

＝ □ 歳＝あなたの「感情年齢」

実年齢よりも「感情年齢」が上だった人は、

今から考え方を変えよう！

「思秋期」の壁／目次

目次

第2章

身体のアンチエイジング（ダイエット・美容）

思秋期の乗り切り方

第3章 前頭葉を若く保つ（脳・思考・メンタル）

思秋期の乗り切り方

第4章

実践編
思秋期には何を食べるのがいいか

第5章 実践編 思秋期を賢く乗り切る 運動・生活習慣から最新医療まで

スペシャル対談

林真理子×和田秀樹

60になっても身も心も若さを保つ、思秋期の乗り越え方

（註：対談は２０１６年収録。年齢は当時のもの）

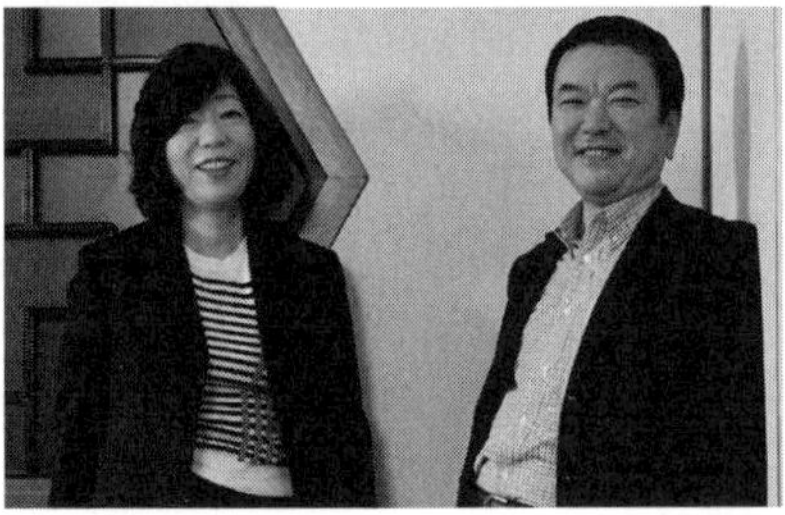

思秋期の女性のロールモデルとして、私が尊敬する作家の林真理子さん。10年来の良きワイン友達でもあります。

各分野で活躍する文化人、知識人、芸術家などが、日本文化のさらなる深まりと広がりを目的に参集したボランティア集団「エンジン01文化戦略会議」。私と林真理子さんは10年ほど前、そこで出会って意気投合、頻繁に美味しいものを食べたり、ワインを酌み交わしたりしながら、知識を交換し刺激し合うようになったのです。

思秋期を上手に乗り越えてきた林さんと、思秋期真っ只中の私で、男女それぞれの視点から、本書のテーマである思秋期について語り合ってみました。

林真理子●1954年山梨生まれ。日本大学芸術学部を卒業後、コピーライターとして活躍。1982年『ルンルンを買っておうちに帰ろう』がベストセラーとなる。86年『最終便に間に合えば』『京都まで』で第94回直木賞を受賞。95年『白蓮れんれん』で第8回柴田錬三郎賞、98年『みんなの秘密』で第32回吉川英治文学賞を受賞。『野心のすすめ』など近著も話題作多数。現代小説、歴史小説、エッセイと、常に鋭い批評性を持った幅広い作風で活躍中。

40代から前頭葉が少しずつ縮み始める

林　思秋期って60歳までなの？　私いま62歳なんだけど。

和田　思秋期はだいたい40歳から60歳としているんだけど（註：詳細は第1章）。女性は60歳くらいまでにほぼ更年期が終わっているから、ホルモンバランスだけとってみると、女性の場合60歳ぐらいまでで、男性のほうがもう少し幅広いですね。でも、ホルモンバランスだけで思秋期をいうつもりはないんですよ。子どもから大人になるのが思春期で、**大人から老人になるのが思秋期**だから、かなり幅広い概念なんです。30代でもオヤジくさいヤツがいるかと思えば、70歳を超えても吉永小百合さんみたいな方もいらっしゃるし、個人差が大きいんです。

林　私、更年期ってまったくなかったんですよ。

和田　それは幸せですね。林さんのケースが理想なんですよ。女性ホルモン的なものが保ち続けられて、ずっと若々しくいられているんですね。まだ思秋期の間ということですよ。

林　でも精神的には、たとえば非常に怒りっぽくなっていたり、昔だったら耐えられることが耐えられないとか、物忘れがひどくなっていて……。行く場所を間違えることも多くなって、自分でも自分が怖くなっちゃって。

和田　それはたぶんお忙しすぎるんでしょうね。一般的には、「思春期」「更年期」ってホルモンバランスの話なんですね。ところが僕はなぜ「思秋期」という概念を唱えているかというと、脳科学的な立場から見ると、40代から前頭葉が少しずつ縮み始めるんです。

前頭葉はおおむね三つのことを司っているとされていて、一つ目に、意欲とかやる気。前頭葉が縮んでくると、新しいことに挑戦しようとか、デートしたいとかいろんな意欲が衰えてきます。

二つ目に感情のコントロール。キレやすい老人というのは、大人げないんじゃなくて、感情のコントロールができにくくなっているから、自然の摂理として仕方ないんです。

そして三つ目がクリエイティビティ。作家とか音楽家とかで年を取ってもクリエイティビティが保たれている人はいるけど、一般的には若いほどクリエイティビティが高いですね。

林　私もそう思いますよ。やっぱり恋愛小説なんて、若い人が書くといいなと思うし、私ももう異性に対する関心が薄まっちゃってる。

和田　もうひとつ挙げるなら、変化に対する柔軟性です。たとえば怒り出したら止まらないとか、もともと保守的な人が、革新的な人の意見が全然聞けなくなっちゃうとか。

林　ああ、なるほど。年を取ると、他人の意見をまったく聞かなくなっちゃう人っていますね。

世の中で成功している女性の多くは男性的

和田　ホルモンバランスは、昔は性欲に関わるだけのものだと考えられていましたが、それは違うんです。年を取ると、男性のほうが哀れなんです。男性は男性ホルモンが減ってくると、意欲や判断力が落ちてくるし、対人関係が面倒くさくなるんです。

林　そうそう。うちのダンナも本当にその通り。だんだん人づきあいも狭くなって、家にいることが多くなる一方で、妻がどんどん元気になって、出かけたりすると、すぐに文句をいうので、しょっちゅうケンカになっていますよ。

和田　それは林さんのところが特別なのではなく、どこのご夫婦でも起きることですよ。**女性は年を取ってから男性ホルモンが増えるから、対人関係が豊かになる**んです。

思秋期以降、男と女で、社会性やコミュニケーション能力が逆転していく。

林　じゃあ60歳過ぎの夫婦がうまくやっていけるわけがないですよね？

和田　そうですね（笑）。男性は若くて男性ホルモンが多いころは、社交性が高いから女性のいるクラブで飲むだけじゃなくて、男同士で飲んでるときでも楽しいんですよ。女性はそのころは男性ホルモンが低いから、ご近所やママ友くらいのつきあいだし、そんなに遅くまで出歩くこともない。

ところが、男性はだんだん衰えて女性ホルモンが相対的に増えてくるから、林さんがおっしゃったような夫婦逆転現象が起こりがちなんですね。そのうえ前頭葉が縮んできたり、あるいはもともと頑固な夫だったりすると、余計ひどくなっちゃう。

林　そうした夫婦のズレがストレスで、今度は妻のほうがうつっぽくなったりもしますよね。

和田　年を取ると、性ホルモンのバランスが変化して、男女ともに中性化するんです。だけど林さんの場合は、やや男性ホルモンが優位になっているかもしれませんね。

『野心のすすめ』を書かれるくらいに、もともと林さんは野心的な人だから。女性でも若い頃から男性ホルモンが高めな人がいますからね。世の中で成功している女性の多くは男性的なんです。女性の政治家を見てもその傾向はありますよね。高市早苗さんとか田中眞紀子さんとか。

林　そういう方でも、すごく女性的な魅力のある人もいますよ。恋多き女性だったり。野田聖子さんなんて、バランスがいいですよ。

和田　いや、恋多き女性が女性的かというと、そうではないのです。ホルモンバランスからいうと、男性ホルモンが優位の人のほうが、実はいろんな人と恋ができるんですよ。

林　ああ、そういうものなんだ。

和田　女性ホルモンが優位の人はむしろ、受け身だから。いい寄られることが多いとか、ひとりの男に長年尽くすとか。では、女性ホルモンが無意味かというとそうではなくて、女性は女性ホルモンが減ってくると、肌が老けてきたり、骨粗しょう症になりやすくなったり、一般的な意味での女らしさが衰えてしまいます。
そうした、内面と外見の衰えが実は40代から始まっていて、それを放置している人と、自覚的にアンチエイジングを始めている人とで結構差がつきますよ、というのが、僕が思秋期の重要性を訴えたい大きな理由のひとつなんです。

高い化粧品を使ってもほとんど無意味

和田　**ホルモンバランスが変わってくると、人生に対する取り組みが変わります。**だから、日本でもう少し、ホルモン補充療法を広めたいですね。僕が読んだ統計だと、韓国で3割、ヨーロッパで5割くらいの女性が受けてるんですよ。しかし、日本でホルモン補充療法を受けているのは6％くらいかな、すごく少ないんです。

林　日本では、ホルモン補充療法が乳がんのリスクになると信じられていますよね。

和田　それには二つの誤解があります。増えるといっても0・08％ほど増えるという確率です。その低確率に対して、ホルモン補充療法を受けた場合の利益と比べてどうかということ。リスクと恩恵を冷静に比較できない日本人が多いんです。
もう一つは、ホルモン補充療法をしている人は乳がん検診を必ず一年に一度受けないといけないから、死亡率はむしろ下がるという報告もあります。ある専門家によると、女性ホルモン補充療法で乳がんのリスクが増えるのは若い世代だけで、女性ホルモンが減ってきている世代、つまり思秋期世代からは問題はないという説もあります。

林　でも、女性ホルモンをよそからもらうって、ちょっとズルいなとか、反則なんじゃないかって思ってしまう。ヒアルロン酸くらいは入れる気がしても、ホルモン治療って、無理やり若作りしてるみたいで……。

和田　そういう誤解や偏見をもっている人が多いのです。よそから貰うということの一番わかりやすい例といえば、糖尿病の人が打つインスリンも同じことです。インスリンは、血糖値を下げるホルモンなんです。あれは人や豚のインスリンを用いているのですが、おもしろいことに、ホルモンは他者のものをもらっても有効なんです。欧米人は、そういった科学の力で若返ることができるのであれば、使わないと損と思うわけですよ。

正直なところ、高い化粧品を使ってもほとんど無意味です。一番の典型はコラーゲンで、あれは肌からまったく吸収しません。ヒアルロン酸は分子が小さいから肌の中に入っていくことはいくんだけど、皮膚の表層で留まってしまいます。入れるなら注射で奥に入れないと。実は、僕も一時期ヒアルロン酸を入れてましたよ。

林　私も一回入れたことがあるけど、皺とかツルツルになりますよね。先日も美容鍼をやってたりして、お金はかけているんですよ。

やせた人よりふっくらした人のほうがずっと魅力的

和田　お金をかけられるなら、試してみたほうがいいです。効果は一時的なものも多いかもしれないけど、気分が良くなればそれもいいじゃないですか。精神的にハッピーな気持ちになれることが重要なんです。一方、**一番良くないのは、中高年以降の過度なダイエット**ですね。

林　わお！　たしかに和田さん、普段からよくおっしゃってますよね、メタボのほうが長生きするって。

和田　ある免疫学の権威にいわせると、免疫細胞は皮下脂肪から生まれてくるので、脂肪を減らしすぎると危険なんだそうです。どう考えても、**中高年以降は〝余っていること〟の害より、〝足りないこと〟の害のほうが多くなる**んですよ。

林　でも、ダイエットって男の人が思っている以上に、達成するとものすごい喜びがありますから、先ほどおっしゃったように、精神的にはとても良いことだと私は思いますよ。自分を肯定できますしね。

　たしかにやせすぎは良くないですけどね。これはいい訳ですけど、思秋期になったら、やせた人よりふっくらした人のほうがずっと魅力的だと思いますよ。ほら、ゴルフとかで日焼けしてガリガリの中年女性っているでしょう？　全然魅力的じゃないですよね。

和田　同感です。皺が目立つし、たぶん健康にいいと思ってやってるんだろうけど、活性酸素ばかり増えちゃうから、老化も早いと思いますよ。

林　マラソンをやりすぎている中高年で、キレイな人って見たことないですものね。

和田　（笑）

林　最近、女性誌とかの影響かもしれないけど、みんな「死ぬまで女でいたい」とかいい始めちゃって、それもなんか怖い現象だと感じています。

和田　老年医学の立場からいうと、「老い」と闘う時期と、「老い」を受け入れる時期があると思うんです。現代の日本人は、そのバランスが悪いんですよ。

先ほどもいったように、日本は意外なほどアンチエイジング医療が流行せず、さっさとあきらめる人が結構いるんです。ホルモン補充療法を含め、ボトックスなんて欧米だとお化粧の延長みたいなものです。マラソンとか健康食品には熱狂するけれど、普通に医学的に証明されている「老い」と闘う方法にはあまり興味がいかない。

一方で、「老い」の受け入れ方もすごく下手です。大事なのは、**「老い」と闘う時期はちゃんと闘いましょう。でも、「老い」を受け入れる精神も同時に必要で、どんな**

年寄りになりたいかをちゃんと考えましょうということです。

林　日本の女性って「おばさん」っていわれる期間がすごい長いんですよ。30代後半から「おばさん」だし、私みたいに60歳過ぎても「おばさん」で、70代の「おばさん」も一括《ひとくく》りにされる。60歳過ぎたら、昔は「おばあさん」だったでしょう？　いつまでも同じ集合体の中にぐずぐず入っているから、その影響も大きいんじゃないかと思います。

でも、その中にいると安心するのも事実です。だって、うちの娘の同級生のお母さんたちって、たいてい私より10歳以上年下なわけです。そのママ友たちが、「私たちおばさんは～」と話している。「そうだよね」って私もその10歳下のカテゴリーに入れてもらえるから、すごい安心しちゃう（笑）。

「おばさん」って、ものすごく都合のいい、優しい良い日本語だと思います。だけどそこからひとつ抜けて、〝おばさんになりたくない人〟が、ものすごいダイエットをしたり、過剰にゴルフやマラソンをしている気がしますね。

外見だけの美魔女でなく知性も磨いて魅力ある人に

和田　「美魔女」現象はどう思います？

林　なんだか怖いと思う（笑）。もともとキレイな人がちょっと老けただけの話だと思うんですけど、洋服のセンスとか、あまりに無理している人がいて、ちょっと怖い。

和田　そうそう、日本の場合、美魔女を目指す人って、化粧品や服や髪型でなんとかしようという発想の人が多いですね。でも、本来はそれに見合った身体や顔を作る必要があると私は思っています。

欧米だとそこから入るんですよ。日本だと、アンチエイジング医療というと、だいたい美容外科医や美容皮膚科のイメージなんだけど、本来は少しでも身体の老化を遅らせるとか、あるいは精神面から磨くべきなんです。でも、美魔女の人たちで内面的に賢くなりたいと望んでいる人をあまり見かけたことがありません。いつまでも現役でいたかったら、表面より身体の中身が大事だろうし、身体の中身以上に頭の中身が大事なんですけどね。

林　それにふさわしい見識を身につけないと、チグハグな印象を受けますよね。哀愁漂う中高年にならないためにも。

和田　昔はたとえば銀座のホステスさんも、お客さんと結構ハイレベルな話ができたり、逆に飲み屋に行く中年のおじさんも教養があって知的水準が高かったと思うんだけど、いま一流のクラブといわれている店に行っても、知性のかけらもないホステスさんとオヤジばっかりなんですよね。会話の中身が、キャバクラと変わらなくなっています。

林　すごく品のいい老人とかがいなくなりましたよね。いまの中高年って、精神的に幼いです。どうしてこんなに幼いのかと思うこともよくあるけど。親が長生きしてることもあるのかしら。

和田　テレビの影響も大きいでしょうね。僕らの親はテレビで育ってないから、わりとテレビに批判的だった。僕らの世代くらいから、小さいころからテレビで育ってるから、テレビに出てる人がえらいと思っちゃうし、何でもすんなり受け入れちゃう。テレビってものごとを単純化するメディアですから。

活字なら週刊誌でも、内容を膨らませるためにいろんなロジックを使って賛成・反対意見をぶつけたりする。あるいは林さんみたいに小説を書くのも、要約したら10分くらいのものを一冊の本にするっていう物語性、創造性が要るわけです。

テレビで得た知識をひけらかすことはできても、テレビしか見ていないと、それ以上の思考の展開ができないのです。私はワインが趣味なのですが、テレビで得た知識だけなら、このワインは産地がどこで何年もの、とはいえるけど、そのワインがどういう背景をもち、どういう面白さがあるのかという話はできないから、深まらない。

子離れ、親離れしたほうがお互い幸せに生きられる

和田　それと、子離れが遅くなっていますよね。働いている人は定年があって、主婦の場合、定年にあたる時期くらいが子離れだったけれど、最近は就職しない、結婚し

ない子どもと70歳過ぎた親が同居してるケースも多いでしょう。その先に、親が認知症になってしまうという現実が待っている。ボケた親を怒ったりしてエスカレートして……。

林　介護疲れの末の殺人も多いですね。親から何ももらわないと思えば、他に何かできると思うんですけどね。

和田　親が死んだときに、自分が70歳を過ぎていることが珍しくないご時世です。親とべったり過ごした挙句、70歳を過ぎてから人生を変えるのは無理ですよ。だから、思秋期を有意義に過ごさないといけないのです。

いまの思秋期の不幸って、子どもや親に振り回されている人が多いということ。立ち止まって、家族の人生でなく、自分の人生が何かを考えたほうがいいと思う。

林　そのためにも**子離れ、親離れしないといけない**ですね。いまの若い人の親世代って、貧富の差はあれど、ある程度豊かに育ってきた世代だから、我が子に自分の力で生き抜いていかなければいけないという大原則を伝えられていないんです。ちゃんと生きられる術を子どもに用意してあげたら、ある程度離れたほうがいいかもしれない。そうしないと自分の人生がないと思います。

和田　僕はいま臨床心理の大学院で教えています。親のカウンセリングをすることもあって、親の接し方が変われば子どもの引きこもりが直ると信じている人が多いんだけど、残念ながらそうはいかないんです。

だけど、逆はあります。親が子離れに成功すると、子どもが多少なりとも自立するということです。つまり、親が子どもにかまってばかりいるから子どもの問題行動が多くなるのに対し、親が子どもにより自分たちの幸せや老後を考えるようアドバイスをして距離を置けるようになると、子どもがまともになっていく。**子どもに振り回されない人生のほうが、親は幸せになれるのです。**

林　子どもに振り回されず、親が本当の自分の幸せを考える……。でも、60歳過ぎて自分の幸せって何だろうって考えるのって結構大変なことですよね。

食堂のおばさんが小説を書いて文学賞を獲った、なんて騒がれるけど、はっきりいって60歳過ぎてから作家人生をスタートさせるのは遅いです。

和田　そうなんです。ある起業コンサルタントによると、定年後に起業して成功する方のほとんどは、40代くらいにプランを立てているそうですよ。

林　ああ、なるほど！

和田　まだ前頭葉が若いうちにプランを立てないと、60代になってからどんな仕事を始めようかと思っても、若い頃ほどは良いアイデアが浮かばないですよ。「定年になってからでいいや」というのは甘いです。60代で身も心も若い人というのは、40代から努力を積み重ねてきた結果です。60代になって作家デビューして仮に成功するとしたら、40代からネタを温めて、少しずつ書き続けているとか。

林　青山文平さんみたいに若いときに純文学をやっていて、60歳過ぎてからまた賞を貰ったりね（註：平成4年『俺たちの水晶宮』（影山雄作名義）で中央公論新人賞受賞。一時創作活動を中止し、再開した平成23年『白樫の樹の下で』が松本清張賞受賞。67歳の平成28年『つまをめとらば』で直木賞受賞）。40代からの努力って、本当に大切なことだと思います。でも、いいロールモデルってなかなかいないんですよ。

和田　林さんですよ。

林　いやいや（笑）。瀬戸内寂聴先生とか、あの年で書き続けられるのはいいなと思いますよ（註：令和3年11月9日永眠）。

和田　林さんが、小説を書くテーマが枯渇しない秘訣はなんですか？

林　良い作品をまだちゃんと書けていないから。次こそ名作を書きたいなと、いつも思っているからですよ。

和田　まだご自身が満足されてないんですね。そこがすごい！

40代を過ぎると異性を見る目も変化する

林　40歳を過ぎてからどう生きるかが大切なのはよくわかりました。でも40代って、男性にはわからない女性の大きな分岐点でもあって、もう男の人に愛されないんだっていう恋愛のターニングポイントの時期でもあります。男の人と恋なんてできないわと思ったときから、女の違う人生が始まるのです。

和田　それもありますよね。40代を過ぎると異性を見る目も変化してきます。好みのタイプも当然変わってくるわけです。いま晩婚化が進んでるけど、1回目の結婚を早くして、子どもを育てて、子育てを終えて責任を果たしたら、今度は死ぬときに一緒に墓に入りたい人とか、この人だったら介護してもいいなとか、そういう人とパートナーチェンジすればいい。

林　それはすごくいいアイデアですね。人生50年の時代といまは違うわけですから。20代で結婚して子どもをふたりぐらい産んで、元気なうちに子育てを終えて、落ち着いて40代でパートナーチェンジするっていいかもしれない。まだキレイなうちに。

和田　そうすると、1回目の結婚も2回目の結婚も、20年以上いけるでしょう。

林　若い頃と相性って変わるし、食べ物とか文学の趣味が合うとかも重要ですからね。そこで大切なのは、いかに魅力を保つかですよね。40歳を過ぎてつまんないおじさん、おばさんになった人は、2回目の結婚レースに生き残れないもんね。だから、頑張れる。

和田　そうしないと、実は教養も身につけられないわけです。いま、お金持ちしかそれができないから。トロフィーワイフ型（自分の地位や富の象徴として、若い美女を妻にすること）の男より、地位も肩書きもある人が、2度目の結婚で、話の合う地元の同級生と結婚したりする方が格好いいと思います。

林　私の周りにも、3度目の結婚をした人とか結構いますよ。見た目はとくに美人でもなくて普通なんだけど、行動力のある人が、それを成功させています。あと、女の人は経済的な面も重要ですよ。食べさせてくれる人がいないと困るという発想から、ハードルを低くすることもあります。だけど思秋期を過ぎると、男の人はハードルを高くしちゃうでしょう？

和田　ちょっと女がいい寄ってくると、金目当てだと思うような、人間不信に陥っている金持ちの男ってたくさんいます。でも、金があるから寄ってくるのだって、自分の魅力のひとつなんだから、もうちょっと人間を信じてもいいような気がするのですが（笑）。

林　女の人は地位やお金ができると、男の人が寄ってきても、お金とか肩書き目当てね、って猜疑心をもつんです。男の人のほうが、そういうところは実に大らかです。男の肩書きとかお金って、自分の歴史と接着剤でピタッとくっついてるから、それを自分のパーソナリティとして受け入れられるのかなって。女の人は自立の歴史が浅いから、お金とか肩書きってまだフワフワして、くっついていないんじゃないかしら。

和田　肩書きじゃないけど、林さんの社会に対する一番の貢献って、女性を元気にしてることですよ。

林　うーん、そうですかね。でも私、たしかに楽しく生きてるかもしれないです。

和田　結婚していても男友達が何人かいて楽しくやっているような女性は、離婚しても再婚が難しくないんです。思秋期に入って、とくに僕みたいに男子校出身だと、知的な会話を楽しめる異性の友達を作るのってなかなか難しいんですよ。だから林さんが友達でいてくれるのは、すごくありがたい。おこがましいんですけど……。

林　いやいや、仲良しの友達ですよ（笑）。友人の中園ミホさん（脚本家。エンジン01の仲間でもある）とも仲良しよね。一緒に食べたり飲んだりできる楽しい異性の友人って大事ですよ。それも若々しくいられる大切な要素じゃない？

和田　そう、男子校出身者にはなかなか難しいけれど（笑）。

素敵な異性の友達もいかに持っているか

林　最近はボランティア活動なんかもいろいろあったり、趣味とか、いろんな場所で出会いが作れると思いますよ。

和田　動機は不純かもしれないけど、ここのスポーツクラブにはいい女がいるとか、そういう理由でスポーツクラブに行くこともある。モテるって、客観的なルックスとはまた違う次元の話です。しゃべっていて楽しい人は確実にいる。別に恋人じゃなくても、そういう友達がいるのはとても有意義ですよ。

林　同じ話でも、すごくつまらない話にする人と、実に面白く話せる人がいる。そういう人はモテますよね。

私、自分でいうのもなんですけど、スピーチが短くておもしろいって結構みんなにいわれるんですよ。たいてい何も見ずにスピーチします。でもその前に、どんなときでも1回書いて練習しますよ。練りに練ったものを練習していますから、話の内容が頭に入っている。おじさんのスピーチは1回ウケないと2発目、3発目を狙ってどんどん話が長くなっちゃう。あれはちょっとつらいですね。

和田　林さんでさえスピーチを練習しているということは、知っておいたほうがいいですね。自己流で練習してもうまくなると思ってる人が多いけど、違うんです。スポーツはみんなやり方を教わってから練習するわけで。それと同じで、話術を磨きたいなら話術のうまい人を見習うとかね。

林　ちょっとでもいいから、今より少し上を目指すことで、人生って広がりますね。それと、当たり前のことだけど、本をよく読んでる人って話が面白いですね。

和田　そうです。読書というのは情報量が増えるだけじゃなくて、読んでるうちにそのロジックが身につく。そういう精神的な投資を、40歳過ぎてから惜しんでる人が多いんじゃないかな。

林　そういう精神面での自分への投資って、面白い会話ができるようになったりして、人気として自分に返ってきます。あと、適度な下ネタもモテる要素です。女の人は、男の人がいう下ネタを超えちゃいけないけれど。拒否をせずに「やだー」とか、「もう○○さんったら！」っていっているくらいがいい。そういう女性はお誘いが多くなるから、人生が楽しいと思います。

素敵な異性の友達をいかにもっているか。思秋期になっても、もう下降線だからと諦めず、どれだけ積極的に自分の人生と関わっていくか。それによって人生の充実度が違ってくると思います。

第1章

思秋期の過ごし方で老後が決まる

40～60歳が本当の「思秋期」

「思秋期」と聞くと、岩崎宏美さんの歌を思い出す人がいるかもしれません。とくに私たち60代前半の世代にとっては、当時の思い出がいろいろよみがえってくる曲でしょう。

阿久悠さんによる歌詞で描かれていたのは、18歳から19歳にかけての失恋や卒業という青春の一断章で、「思春期の終わり」がテーマになっていました。「一番いい季節が終わってしまった」という気持ちを、もの思う秋に重ね合わせて「思秋期」としていたわけです。

でも、本書で私が提唱する「思秋期」はそれとは違います。人生全体で見たときの「秋を思う時期」です。

歌詞にいちゃもんをつけるつもりはまったくありませんが、思春期・青春期が人生の春なら、次に来るのは人生の夏でしょう。人生の真っ盛りの時期、壮年期の異名が「朱夏」です。ハイティーンや20歳やそこらでは、まだ夏を迎えてもいません。

人生の季節でいえば、本格的な秋の訪れを前にふと秋の気配を感じるころ、**年齢でいえば40～60歳が本当の「思秋期」**なのです。

医学的な分類では小児期と成人期の間に思春期があって、成人期のあとは老年（老人）期になります。人間の身体は生殖という大きな目的のために変化していくことから、このような分類になっているのです。

つまり、人間は10代に性ホルモンの分泌が活発になって、生殖活動ができるようになる。子どもから大人へと移り変わるこの時期が思春期です。

それまでも一応、外性器の区別はあるけれども、子どもは作れません。ホルモン的には中性的な存在です。それが思春期になると男性は男性ホルモン、女性は女性ホルモンが大量に分泌されて、それぞれの性を獲得するのです。

男の子はペニスがだんだん立派になって射精も可能になり、女の子はおっぱいが膨らんできて、初潮を迎える。すなわち、次世代を生み育てる大人の男性・女性になるわけです。

性ホルモンの変化と脳の老化

その反対に、思秋期は生殖能力を手放して、大人から老人へと移り変わっていく時期です。男性は男性ホルモンが、女性は女性ホルモンが減って中性化していく。従来「更年期」と呼ばれてきた時期におおむね相当します。

この時期は、性ホルモンの変化だけでなく、脳の前頭葉という部分の老化が始まり、神経伝達物質のセロトニンも減ってきます。そのため、真っ先に「感情が動きにくくなる」という兆候が現れますが、なかなかそのことに気づきません。

思春期に感情がみずみずしいのは、みんな当然だと思っています。これが40歳、50歳になってくると、心が若々しい人もいれば老け込んだ人もいて、大きな違いが生まれているのですが、このことに気がつかなくてはいけません。

思秋期、**私たちの身体の中では、「性ホルモンの変化」と「脳（前頭葉）の老化の始まり」という二つの大きな変化が起こります。**

老年精神医学を専門にする私は、成人と老人の間のこの期間は、単にホルモンの変化による「更年期」とするのではなく、かねてから「思秋期」と呼ぶのがもっともふさわしいと提唱してきました。思春期と少なくとも同じくらい、現実にはそれ以上に、身体も脳も「思秋期」を経て大きく変化していくのです。

どんな高齢者になるのかの準備期間

思春期に獲得するのは、生殖能力だけではありません。同時に、自分のアイデンティティを定める時期でもあります。

アメリカ精神分析家で心理学者であるエリク・Ｈ・エリクソンという人は、「思春期」に相当する時期を「青年期」と呼び、この時期にアイデンティティを獲得するのだと述べています。すなわち、自分自身は何者なのかを考え、将来は何をしようか、どんな人生を歩んでいこうか思い定める時期ということです。

それ以前、自分とは何者なのかが確立されていないころは、仲のいい人と同じアイドルのファンになるとか、同じ髪型やファッションにするといった同調の傾向が強く、そこからだんだん「自分はこれが好き。これは嫌い」ということがはっきりしてきます。

また「みんな仲良し」型の友達づきあいから意見の合う「親友」を作るようになります。そうやって、自分のアイデンティティを確立していくわけです。

それがうまくできなかった場合、自分が何者であるかという自覚を身につけることができなくて不安定な状態になってしまいます。１９７０年代、精神科医・精神分析家の故小此木啓吾氏が唱えた「モラトリアム人間」という言葉で知られる思春期心性をずっと引きずってしまうケースもあり、フリーターとかニートといった状態をずっと続けてしまうのも、思春期の過ごし方にも理由があると考えられます。

私たちは、思春期にアイデンティティを確立させながら、将来の人生設計をしてきたのです。医者になろうとか、モテる男になろうとか、専業主婦になろうとか、周囲の大人や本などからロールモデルを探して、どんな大人になるかを思う時期がありました。それと同じように、**思秋期は生殖という大きな役割から解放されて、どんな高齢者になるのかを思い定めていく準備期間**なのです。

40代で心身ともに老人になる人はたくさんいる

とはいえ40〜60歳というこの年代は、仕事では出世競争や生き残り競争がピークとなる時期から、いよいよ定年を迎えようかという期間にあたります。家庭では子どもの進学・就職・結婚と人生のイベントが目白押しで、生活環境はめまぐるしく変化していきます。住宅ローンから夫婦関係まで気の休まらないことも多いでしょう。

それだけに、いわゆる「更年期障害」（後述するように男性にもあります）による心身の不調などがない限り、なかなか自分が「人生の秋を思う時期」にいるのだとは自覚できないかもしれません。

しかし、高齢になってからの健康から経済力まで、脅かすつもりはありませんが、この**思秋期の過ごし方は幸福・不幸の岐路といえます**。

整理しておくと、思秋期に起こることはおおむね二つあります。

一つが**ホルモンバランスの変化**、そしてもうひとつが**前頭葉機能の低下**。そのどちらもが、身体と心に大きな変化をもたらします。大人が老人になるまでの過渡期ともいえる思秋期を、漫然と過ごすのはかなり危険なことです。

はっきりいえば、40代で心身ともにすっかり老人になってしまう人は、意外なほどたくさんいます。一方で、吉永小百合さんのように70代後半になってもずっと「大人の女性」で居続ける人もいる。つまり、**老年期になる時期は人によって大きく違う**のですが、これは先の二大変化が起こる時期＝思秋期の過ごし方の違いによるのです。

男なのに〝おばさん〟、女なのに〝おじさん〟になってくる

20代でピークだった性ホルモンの分泌は、中高年になると少しずつ減少していきます。その影響で、心身にさまざまな不調が現れるのが更年期障害です。女性だけでなく、男性にも更年期障害があることもかなり知られてきたので、ご存じの人も多いでしょう。

女性は50歳前後で、女性ホルモンがガクッと下がって閉経を迎えるのに対して、男性は通常、年齢とともにじわじわと男性ホルモンが減っていきます。ただ、年齢に関わりなくストレスなどが原因で男性ホルモンが急減する人もいて、そのために更年期にいろいろな症状が出る場合は「LOH症候群」（加齢性腺機能低下症）や「男性更年期障害」と呼ばれています。

症状としては疲労感、ほてり、発汗、めまいなどの身体症状と、うつ、気力の低下、

集中力や記憶力の低下といった精神症状があります。ただ、こうした自覚症状が意欲低下などの場合は歳のせいと考えられ、男性にも更年期障害があること自体、認知されていませんでした。

漫画家のはらたいらさん（故人）が、50歳を目前にしたころから男性更年期障害に悩まされたことがメディアで紹介されるようになって、ようやく知られるようになったのです。

念のために説明しておくと、男性ホルモンは男性だけ、女性ホルモンは女性だけにあるのではありません。男性にも女性ホルモンがあるし、女性にも男性ホルモンがあります。ただ思春期以降、成人期には、男性は男性ホルモン、女性は女性ホルモンが大量に分泌されて、それぞれ自分の性ホルモンが優位になっているわけです。

思秋期（更年期）は、同性のホルモンの大量分泌が止まりますが、それぞれが元来持っている異性のホルモンは残っているために、成人期のホルモンバランスが崩れていきます。

結果として、肩幅が広くて筋肉のつきやすかった男性らしい体つきも、ふっくらして丸くなったり、おっぱいが膨らんだりする人もいます。反対に女性の中には、ヒゲが生えてきたり、体がごつごつしてたくましくなったり、闘争的なアグレッシブな性格になる人も出てくるのです。

要するに**男なのに〝おばさん〟、女なのに〝おじさん〟になってくる。**老人になると、ぱっと見ただけでは性別不明の人もときどきいます。服装によっては男女の見分けがつかない幼児のように中性化するわけですが、その始まりが思秋期にあたります。

女性のほうがずっとボスでいたがる傾向が強い

男性的な性格とは、活発で外交的、要するにアグレッシブということですが、これをもたらしているのが男性ホルモンです。男性ホルモンは精子を放って子どもをつくるだけでなく、狩りをして食糧を得る一方、外敵から子どもを守るといった活動の源になっています。これに対して女性ホルモンは、子どもを産み、慈しんで育てるといった内向きの性格をコントロールしているとされます。

つまり性ホルモンは、セックスして子孫をつくるために働くだけでなく、その後の子育て期間を乗り切るために性的役割を支える働きをしています。

何がいいたいかというと、**男性的な性格、女性的な性格の背景には性ホルモンの力が大きく関与している**ということです。

たとえば女性の政治家にはもともと〝名誉男性〟のような男性性を持った人が多いのですが、閉経を迎えたあたりから、ホルモンバランスもより男性的になってきます。実は、閉経後女性は男性ホルモンが培われることがわかっているのです。しかも、巣の中の責任を負うという動物としての生理のためか、女性のほうがずっとボスでいたがる傾向が強い。奥さんがものすごく強くなって、夫が尻に敷かれているような中高年夫婦が珍しくないのは、ホルモン的にも理由があるわけです。

ちょっと話はそれますが、私は(現状の選挙制の下での)女性首相に反対しています。その理由は、女性は生物学的に、ボスになるとずっと院政を敷きかねないからです。今の我が国の政党政治体制の下では、どんなに有名でも選挙で落ちてしまうと力も何もなくなってしまうので、総理経験者はあの手この手で影響力を保とうとします。これが女性となると、輪をかけて強く院政を敷きたがる確率が高いと私はみています。

高飛車で高圧的に振る舞うのは、芸能界の女ボスだけではありません。議員や企業の重役に就く女性が少ないために、日本では女性の進出が遅れている国だといわれますが、大きな目的は社会や組織の多様化でしょう。

本来の女性性を無視して、男性性の強い女性ばかりを「リーダーシップがある」などといって据えたのでは、求められている多様化という方向には進みません。私は、もっと女性性も重視して、政治家やリーダーを選んだほうがいいと思っています。

そのほうが消費不況が続く中、生産性より消費を推し進めると思うからです。

人間は感情から老化する

「ほら、あの人。テレビに出てる女優さん。誰だっけ、名前が出てこない」

そんな経験が増えてくると、老化の前触れを実感するのではないでしょうか。

あるいは「階段の上り下りがキツい。ついエスカレーターを探してしまう」といった体力の衰えから、「年を取ってきたなぁ」と思うこともあるかもしれません。

しかし**人間の老化は、こうした「知力」や「体力」よりも、まず「感情」から始まります。**

感情の老化とは何でしょうか。

具体的には「これをやってみよう！」「頑張るよ！」という自発性や意欲が低下したり、「怒り出したら止まらない」「いつまでも泣いている」など感情のコントロールが効かなくなってしまうといったことです。

ではなぜ、感情から老化が始まるのかといえば、感情を司っている大脳の前頭葉が、人間の身体の中で早く老化するところだからです。脳で記憶や知力に関わっている部分や、体力に関係する筋肉などよりも、先に老化が始まるのです。

前頭葉というのは大脳の前のほう、おでこの内側あたりの部分で、感情とか創造性の司令塔です。楽しくて笑ったり、悲しくて泣いたり、ケンカをして腹を立てたりするような原始的な感情を司っているのは大脳の辺縁系という別なところで、前頭葉はもっと微妙な感情や、感情に基づく高度な判断の中心です。

たとえば「好きなんだけど、嫌い」といった人間関係の機微だとか、映画や小説で感動するとか、心が動かされて何かを創作してみたいといった思いは、前頭葉から生まれています。さらに「これ、やってみたい！」とか「頑張ろう！」といった、意欲や好奇心、自発性といった感情も、さらに感情の切り替えも前頭葉の働きと考えられています。

定年になって、会社に行かなくなった途端、急に無精になって急速に老け込む人がいますが、これも前頭葉機能の低下と関係しています。

私は老人を専門にする精神科医として、CTやMRIで撮影した高齢者の脳の写真を、今まで数千枚は見てきました。認知症などにかかっていない健康な人であっても、高齢になるとみんな脳が縮んでいきます。ちょっと残念ですが、人間の脳は高齢になれば生物学的に萎縮するものなのです。

その際、全体が同じように縮んでいくのではなくて、前頭葉から縮んでいきます。

前頭葉が萎縮したからといって、ただちに機能が失われるわけではありません。知能もとくに変化しませんが、驚き・怒り・悲しみ・喜びといった感情に変化が目立つようになります。「それは高齢者の話だろう」「老化なんかもっと先のことじゃないか」などと思っていては危険です。

感情のみずみずしさ、つまり前頭葉の機能が真っ先に下がってくるのですが、その始まりが、実に40〜60歳、思秋期の時期なのです。そして男性の場合、ちょうどその時期に男性ホルモンが低下してくるので意欲が低下しやすくなるのです。

40代から「感情のコントロール能力」が落ち始める

「ＥＱ」という言葉を聞いたことのある人も多いのではないでしょうか。

感情をうまくコントロールし、利用できる能力のことですが、ベストセラーとなった『ＥＱ～こころの知能指数』という本の著者、ダニエル・ゴールマンは、「**40代までは経験を重ねるごとに順調に上がっていくが、40歳を過ぎると下がる**」といっています。前頭葉の機能に関連していることは間違いなさそうです。

ＥＱの五大要素は、

①自分の感情を正確に知る
②自分の感情をコントロールできる
③楽観的にものごとを考える、もしくは自己を動機づける

④相手の感情を知る
⑤社交能力、対人関係能力

ということですが、たしかに2番目の「感情のコントロール能力」が、40代から落ち始めていくことになります。

若いころアグレッシブに仕事をしていた人が、経験を積むとともに落ち着いてきたと思っていたのに、40代、50代になってやたらとキレて困る、という話もときどき聞きます。おそらく前頭葉が老化してきているのでしょう。

また、上司に取り入ってでも出世しようと努力していた人が、ある時期から出世をあきらめる、新しい人間関係作りに後ろ向きになるといったことも起こります。3番目の「自己動機づけ能力」、5番目の「対人関係能力」がだんだん衰えてくるからだと考えられます。

「部下がタメ口をきいてきてムカつく」というのもEQの低下と無縁ではないはずです。40~60歳というのは、努力しないとEQ的な能力や前頭葉機能が低下する年代であり、クリエイティビティは明らかに落ちてきます。

先輩や上司には逆らいにくい文化を持つ日本ですが、対人関係能力やクリエイティビティが低い中高年は、後輩や部下の「タメ口」にムカついているうちに、社内で居場所がなくなることになりかねません。

思秋期に注意が必要なのはうつ病

血圧だの血糖値だの、健康診断の数値を見て安心したり焦ったりしている人は少なくないのではないでしょうか。40歳くらいからは、体重が増えたりウエストが太くなったりしてくるので、「メタボにならないようにしなくては」と気になるものです。

食事に気を遣う人もいれば、スポーツジムに通う人もいるでしょう。カロリーの摂りすぎと運動不足から動脈硬化が起こり、これが糖尿病、心筋梗塞、脳梗塞へとドミノ倒しのようにつながっていくと説明されますが、食事と運動は、要するに生活習慣病対策です。

それ以上に**思秋期に注意が必要なのはうつ病**です。

というのも、日本人の死因で、40代でがんに次いで多いのが自殺です(男性に限れば自殺が死因の第一位)。50代は、がんや心疾患・脳血管疾患が増えてくるけれども、それでも自殺は死因の第三位です。自殺者の5～8割はうつ病だといわれていることを考えると、40代以降はいかにうつ病を遠ざけるかが、健康や長寿を目指す上でのポイントになります。

実際、40歳以降は、うつ病にかかる人が増加します。厚生労働省の調査によると、うつ病患者がもっとも多い年代は男女ともに40代です。公益財団法人日本生産性本部の調査でも、うつ病など心の病を抱える従業員は40代がもっとも多いと答えた企業の割合は36・2%でトップでした。

40代以降のうつ病は、ホルモンバランスが変わってくることが大きく関係しています。自身の性ホルモンの分泌量が低下することで、自律神経のバランスが乱れやすくなるからです。実際、うつ病があると更年期障害の自覚症状が悪化するともいわれています。

しかもこの年代は、先にも触れたように仕事でも家庭でも環境が変わってきます。人間関係に疲れ果てていても、成果主義や実力主義なので精神的に追い込まれるまで頑張ってしまう人もいるでしょうし、家に帰れば帰ったで、子どもが受験や就職で苦労していたり、親の介護が必要だったりする人もいるでしょう。

心が強ければうつにならない、というわけではありません。

心身が大きく変化する時期に、そんな社会的・環境的な要因が加わると、人間は案外簡単にうつ病にかかってしまいます。うつ病は決して治らない病気ではありませんが、かかってしまうとやはりつらい。

悪化すると治りにくくなるので、悩みがあるときは抱え込まずに、家族なり友人なり、誰かにグチをこぼすことです。つらいときは無理をせずに休み、医者やカウンセラーに相談することも覚えておいてほしいと思います。

思秋期に取り組むべき二つのこと

思秋期については、二つの「やっておくべきこと」が考えられます。

一つ目に大切なことは、**老化を予防すること。いわゆる身体のアンチエイジング**です。グライダーが滑空して、やがて着陸するようなイメージで、成人期から老年期への移行期を、なだらかに長く延ばしましょう。

思秋期、健康に気を遣って人間ドックに行っては、検査数値に一喜一憂している人も多いと思います。たしかに病気の早期発見を心がけることで、心疾患やがんなどで数年以内に死亡するリスクは少し減るかもしれません。

でも、だからといって、若返ったり健康になったりするわけではありません。今が健康であるなら、それをよりよい状態にして、未来につなぐことを考えましょう。

加齢によって身体機能は低下するとともに、肌にはシミ・シワも増えて容姿も変化していきます。アンチエイジングというと、美容のことだと思われがちですが、老化をできるだけ抑えて、若々しくいたいという願いに応える手法や理論の総称です。

「なぜ老いるのか」という老化のメカニズム、根本的なところはわかっていないものの、さまざまな実験などから確かめられている学説があります。それも下敷きにして、老化をできるだけ抑えようとする手法がアンチエイジングです。

そしてもう一つ思秋期に取り組むべきことが、**前頭葉が老化する前に、年を取ってからのことをきちんと考えておくこと**です。

たとえば「年を取ったらこの人のようになりたいな」などとイメージする。さらに、どうすればそれに近づけるかと作戦を練っておくのです。

この「身体のアンチエイジング」と「将来（老後）のことを考えておく」の二つは、ぜひ思秋期に取り組んでいただきたいと思います。

本書で私は、思秋期の人が若々しく元気でいられる方法論を、学説と経験則を織り交ぜながら述べていきます。自分でできることから、最新の医療技術まで、私の考える思秋期に試みたいことは次章から紹介していきましょう。

新しいことはいくつになっても始められる

思秋期のうちに、将来（老後）をイメージしておくのは、前頭葉が老化すると柔軟な思考ができなくなってしまうからです。

新しい考え方を受け入れなくなったり、古い価値観に縛られたりするのは、その兆候です。年を取ると「頑固じいさん」「偏屈ばあさん」のような人が増えてくるのは、第3章で詳しく説明しますが、前頭葉が老化して「考えのスイッチ」の切り替えが苦手になるからです。

「頑固じいさん」「偏屈ばあさん」の一方で、若い人の話もおもしろがって聞き、自分の楽しみを見つけているような頭の柔らかい老人もいます。こうした人たちは前頭葉の老化がまだあまり進んでいないのでしょう。

だからこそ前頭葉にもアンチエイジングが重要ということになるのですが、「もっと若いうち（つまり思秋期）に考えておきましょう」ということです。

その際のコツは、年を取ってからも、なんらかの形で現役であることを意識しておくことです。つまり、何をどんな形で生涯現役にするか、というスタイルを考えておく。

私は大学院で臨床心理学を指導していましたが、ゼミ生の中には、会社を定年退職してから入ってきた人もいました。60代半ばになってから臨床心理士になろうとしているわけです。

要は意欲を持つことですが、それには前頭葉の若さがあってのこと。新しいことはいくつになっても始められます。

「もう50代だから」とか「何をいまさら」と考えるのは、いろいろな生き方の選択肢があるのに、自分でそれを狭めていることにほかなりません。

「いつまでも若々しさを保ちたい」と願う人もいるでしょう。「私は仙人みたいな生き方を選びたい」とか「健康オタクでいきたい」とか「やっぱり女性にモテたい」でもいい。なんらかの「現役」であるということの中身は、そんなことでもいいのです。突拍子のないことや、実現可能性の低いことでもかまいません。極端と極端の間に現実があるのだから、幅は広い方がいいんです。

ただ、年を取ってくると常識論の範疇でさえ、なかなか思いつかなくなるもの。思秋期のうちから考え始めることがコツです。

漫然と過ごしているとロクな老人になれない

10代の思春期は、ひたすら異性のことを思う時期とされています。特に男性は男性ホルモンが一気に増えるから、セックスしたくてたまらなくなるのです。そのため「どうすればモテるのか」「自分の魅力とはいったい何なのだろう」と考え、「自分はどんなふうに生きていくべきか」まで思いめぐらすわけです。

もちろん簡単に答えが見つかるわけでもありません。

「勉強だけは人に負けないように」「スポーツで頑張る」「しゃべりでは誰よりもおもしろくなってやろう」など、何年もかかって思い定めながら努力し、成長していく。これがアイデンティティを確立していく過程です。

思春期は、生殖の役割が担えるようになる準備期間であるとともに、社会の一員として自分をあてはめていく時期でもあります。

これに対して思秋期は、さまざまな束縛や制限から自由になっていくプロセスです。40～60歳のこの時期を、**私が思秋期と呼ぶのは、思春期と同じように、将来を「思う」ことを重視してほしい**からです。

つまり「自分はこのまま年を取っていっていいのか」「どんな老人になりたいのか」「どんなふうに死んでいくのか」といったことをきちんと考える機会です。

最近は〝終活〟が注目されているけれども、亡くなる直前のための身辺整理だけをして過ごすには、老後と呼ばれる時間は長すぎます。65歳の平均余命は男性19・85年、女性24・73年（令和3年簡易生命表）あるから、どう終わるか、よりもどう生きるかの、計画なり目的なりが必要です。

思春期のころに何も考えず、苦悩もしなかった人間はろくな大人になれないでしょう。それと同じように思秋期を漫然と過ごしていた大人は、ろくな老人になれない可能性が高い。

思秋期を過ぎると、前頭葉の老化が進んで、何か新しいことを受け入れるのも考えるのも難しくなってしまいます。何よりも、思秋期に将来のことを考えて、頭を自由に働かせることが、前頭葉の機能低下を防ぐのです。

「まぁ、なんとかなるだろう」が一番まずい

思秋期において大切なのは、今までの自分の常識を破壊していくことです。

「健康のためには粗食がいい」「肉は身体に悪い」といった健康常識もその一例です

し、もちろん前頭葉の活性化という意味も含んでいます。

「まぁ、なんとかなるだろう」と思っているのが一番まずい。

何も考えていないと、日本ではベルトコンベアに乗せられたように、65歳になったら定年退職を迎えることになってしまいます。そのとき、すっかり意欲の低下した「老人」になっていたらどうでしょう。多少、経済的に余裕があったとしても「幸せな人生だった」とはいいにくい。

元気で、生き生きと年を取っていくには、月並みですが心と身体の健康あってのこと。年金などあてにならないご時世、どうやって生き残っていくのかは、私を含めて、これから高齢者になっていく人すべてが考えておかなくてはならない課題です。

これから望まれるのは「若々しい超高齢社会」です。ちょっと言葉が矛盾しているように思えるかもしれませんが、くすんだよぼよぼの高齢者ばかりでは社会全体が衰退してしまいます。

でも、みんなが若々しければ、衰退の超高齢社会ではなくて「成熟した社会」です。

ヨーロッパに行くとポルシェを乗り回しているのも、シャネルのスーツを着こなしているのもたいていは高齢者。〝お年寄り〟ではなく、〝大人〟です。

令和4年版高齢社会白書によると、すでに日本は総人口に占める65歳以上人口の割合（高齢化率）は28・9％で、4人に1人が〝お年寄り〟です。20年後には33・4％で3人に1人になると推定されています。

近い将来、確実に進展する超高齢社会の過ごしやすさや、その質といったものも、今、思秋期を迎えている人々が、この時期をどう過ごすかにかかっているのです。

第2章

思秋期の乗り切り方
身体のアンチエイジング（ダイエット・美容）

老化予防は「形から入る」こと

お洒落をして街に出かけるだけで、なんとなく心が浮き立つような気分になるのは、よく経験することではないでしょうか。

スーツを着てネクタイを締めると心が引き締まるという男性や、メイクをすると気分が前向きになるという女性はたくさんいます。

反対に、日曜日などに一日中パジャマでゴロゴロしながら家で過ごすと、リラックスを通り越してかえって体調を崩したりします。

このように、人の心のありようは、内面から湧き出るというよりも、外側から規定されるものだという考え方が、現代の行動療法や認知科学の世界では強まってきています。

行動によって人間の心のありようは変わり、身体の状態も変わる。ということは、心が沸き立つような行動を取れば、自然に脳や身体の調子もよくなるわけです。「見た目」「外見」をよくするのもそういった行動のひとつです。

たとえば、少し若めの格好をしていると気分まで若返ります。

逆に「見るからにおじさん」「いかにもおばさん」という格好をしていると、心まで「おじさん」「おばさん」になってしまいます。不思議なことですが、そうやって自己規定していると、姿勢や仕草、表情なども中年らしくなる。さらには体形までずんぐりむっくりしてきたり、肌がくすんできたりするのです。


「形から入る」という言葉がありますが、老化予防はまさにそれです。


ホルモンや前頭葉の機能は、心のありようで大きく変わります。心がウキウキしているとホルモンの分泌や前頭葉の働きは活発になりますが、どんより沈んでいると、停滞してきます。若く見られたいという気持ちは、想像以上に大切です。

超高齢社会になって、くすんだ色合いのしょぼくれた老人ばかりが目立つようになってはまずい。趣味でも服装でも、美容や化粧でも何でもいいので、形や見た目から若返れば、心・脳・身体も若返ります。これがアンチエイジングの第一歩です。

アクティブな生き方を大事にして、見た目も若く保つ――思秋期の心がけとして、ぜひマスターしてほしいことです。

「食べない式」のダイエットはタブー

見た目の若さというと、「ダイエットしなくては!」と考える人もいるでしょう。

しかし**思秋期以降のダイエットで、もっとも避けなくてはいけないことが「食事を減らして体重を落とそうとすること」**です。

ダイエットとは、体重を減らすことだと非常に多くの人が誤解していますが、本来は健康を保つための方法です。体重を減らしても健康でなくては美しいとはいえません。

ところが「食べない式」のダイエットでは、まず間違いなく栄養が不足した状態になってしまいます。タンパク質や脂肪といった栄養素が不足すると、たしかに外見はやせてきます。

しかし、肌のツヤが悪くなったり、白髪が増えたり、髪の毛が減るなどして、いかにも年を取ったような貧相な姿を引き寄せてしまいます。内臓が健康にならなくては、美しくはなれません。

細胞レベルで見ると、酵素、補酵素（その多くはビタミンと呼ばれるものです）と微量元素の不足は老化に直結します。少し専門的にいえば、糖質や脂肪を燃焼させてエネルギーを作る代謝回路がうまく働かなくなるからです。

身体へのダメージは確実に老化につながるので、かえって肌ツヤを悪くします。そうなってから化粧品だ美容医療だというのは本末転倒だし、費用ばかりかかるわりに効果は低い。内臓が若返って健康になると、自然に外見も若々しく健康になります。

思秋期ならずとも、30代も半ばを過ぎれば、若いころと同じように食べていると体重は増えていきます。スポーツジムなどでは「年齢とともに筋肉の量が減って、基礎代謝が下がるから」と説明された人もいるかもしれません。

たしかにそれは間違いではないのですが、もっと根本的な理由は、若いときは細胞レベルでの代謝回路（糖や脂肪からエネルギーを取り出す仕組み）などがうまく働いていたものが、次第に衰えてくるからです。

つまり、ある種の老化現象が始まっているから太るわけで、思秋期の年代では、細胞レベルからのケアがしっかりできていないと、運動をしてもやせられないし、老化も止まらないということにあります。

では、どうすればそのケアができるのでしょうか。

これに対するひとつの解答が、フランスの予防医学・抗加齢医学の権威、クロード・ショーシャ博士のメソッド（手法）です。ショーシャ博士は世界抗加齢医学会の副会長も務める実力派で、俳優、スポーツ選手、王族など世界中のセレブリティを患者に持ち、医学界、栄養学界、美容界などからも高い支持を得ています。

博士が重視しているのは、食事の量を減らしてやせることなどではなく、「食べても太らなかった時代の身体に戻すこと」であり、「老化の原因は〝細胞の炎症〟である」という理論に基づいて、炎症を最小限に抑えるさまざまな方法を提唱、実践しています。

私自身、ショーシャ博士のメソッドに非常に感銘を受け、直接指導を仰いで〈和田秀樹　こころと体のクリニック〉を開設したほどです。以下、私のクリニックで説明したり実施したりしている内容を中心に紹介しましょう。

身体は酸化によって錆びつき、古びる

老化を遠ざけ、若返るために避けるべきこととして、ショーシャ博士が挙げるのが「身体の酸化」です。**金属が酸化すると錆びるのと同じように、身体は酸化によって錆びつき、古びてしまう**のです。

この酸化の原因になるのが細胞の炎症です。

私たちの身体を形成する細胞は細胞膜によって包まれていますが、これは単純な壁やシートではありません。必要な栄養素などを通したり、情報のやりとりをする非常に大事な機能を持っています。そんな大役の細胞膜に傷がついた状態が〝炎症〟です。たとえば足首を捻挫《ねんざ》すると、腫れ上がって痛んだり熱を持ちますが、これは靭帯《じんたい》や周辺の組織の傷を修復するために、さまざまな物質が分泌されている証拠。細胞膜が傷ついた場合も、細胞レベルで同様のことが起きています。

皮膚、髪、内臓、骨、脳などすべての器官は細胞からできているのはご存じでしょう。その細胞で〝炎症〟が起こると、細胞膜を構成する物質のバランスが崩れて、細胞まで栄養が届きにくくなってパフォーマンスが下がる——これがあらゆる老化現象の原因になっていると、ショーシャ博士は説明しています。

活性酸素などのフリーラジカル（不安定で反応しやすい分子や原子のこと。不安定になると細胞を破壊したりする）によっても細胞膜は傷つき、炎症を起こします。逆に、細胞膜で炎症が起こった場合も、体内にフリーラジカルが増えて、さらに炎症を加速させるのです。

私たちは呼吸して取り込んだ酸素によって、糖や脂肪を燃やしてエネルギーを得ていますが、このときフリーラジカルも生み出してしまいます。フリーラジカルには殺菌作用など役に立つ面もあるので、完全な悪玉というわけでもありません。そもそも私たちは酸素なしには生きられないのです。

ただ、酸素によって〝錆びつき〟も起こります。体を錆びつかせる酸化自体は病気ではなく、自然な現象なのです。避けたいことではあるけれども、年を取るほど、ある程度の炎症は避けられません。

であれば、その炎症反応を増やさないようにしよう、広げないようにしようというのがショーシャ博士の考え方です。

慢性型アレルギーは腸の炎症反応を引き起こす

細胞の炎症の原因として、ショーシャ博士は「慢性型のアレルギー」を重視します。アレルギーというと多くの人が思い浮かべるのは、牛乳アレルギーとか卵アレルギーといった急性型アレルギーでしょう。春先に日本人の多くが悩む花粉症はその典型です。花粉に対するアレルギー反応でヒスタミンという化学伝達物質が出るために、鼻水がダラダラと出る。クシャミも連発、目がかゆくなって涙もボロボロ落ちます。原因となる物質（アレルゲン）が細胞の表面に触れて派手な反応が起こるのです。

一方、慢性型アレルギーは、緩やかにお腹の中で炎症を起こす、いわば「見えないアレルギー」です。みなさんの中には、「リンゴを食べてしばらくしたら口の中がかゆくなった」「ハムを食べたら少し経ってから気分が悪くなった」といったような経験をした人がいるかもしれません。軽くて本人も気づかないことも多いと思います。

急性型に比べて症状が軽いから無視していいかというと、そうではありません。**慢性型アレルギーの問題は、とくに腸の炎症反応を引き起こす**ことです。細胞膜の炎症によって酸化が進んだり、細胞内に栄養が届きにくくなったりします。ショーシャ博士によると、その状態は数日間は続くそうです。

急性型のアレルギーのように目立った症状は出なくて、せいぜい「なんとなく身体がだるい」「最近オナラが臭い」と思う程度の人が多いのでしょう。あまり気づかれないし、問題視もされませんが、その間にも老化が進んでいるのです。

付け加えると、花粉症などの急性型アレルギーも、細胞の炎症を引き起こしている可能性はあります。ただ、ときどき「できるだけ薬は飲まないで我慢したほうが身体にいい」と信じている人がいますが、がまんしてストレスを抱えるのはかえって身体に悪いのです。

つらい症状は抑えたほうがアンチエイジングになるのだと覚えておいてください。

腸の状態が悪いと、全身に悪影響が出る

慢性型アレルギーによって腸に炎症が起こると、食べたものを十分に消化吸収できなくなって、せっかくの栄養素を細胞に送り届けることもできなくなってしまいます。しかも腸の役割は消化吸収だけではありません。とくに小腸には体の免疫細胞の80％が集まっているとされ、免疫機能も担っているのです。

免疫がしっかりしていれば、フリーラジカルによって遺伝子が傷つけられ、がん細胞のもとになったとしても退治できます。免疫機能の低下は、細胞を傷つける異物の排除や、傷ついた細胞の修復力の衰えにつながります。

老化予防にとって、腸の健康を保つことはとても重要なポイントです。

腸の状態が悪いと、全身に悪影響が出ることを経験された方も多いと思います。便秘気味のときは吹き出物が出たり、肌がくすみやすくなったりする。これは腸が毒素

を排泄しきれなくて、血液によって全身に運ばれてしまうために起こります。

腸の中には無数の腸内細菌がいることはご存じでしょう。腸内細菌は、消化吸収を助けるなど有用な働きをする善玉菌と、有害物質を作り出す悪玉菌に、そのほかどちらか優勢なほうに加担する日和見菌《ひよりみきん》に大別され、それぞれでバランスをとっています。

酸化が起きると悪玉菌が増殖し、日和見菌も加勢して腸内環境は急速に悪化します。したがって、下痢や便秘のまま放っておくと、老化を進行させてしまうと考えたほうがいいのです。

ヨーグルトを食べる地域の人は長寿だといわれてきましたが、これは善玉菌の代表的な存在である乳酸菌を支援して腸内細菌のバランスを整える作用があるからです。古くからの生活の知恵ですが、老化予防として理に適っていました。

慢性型の食物アレルギーの見つけ方

通常、なかなか気がつかない慢性型アレルギーを見つけ、アレルゲン（アレルギーの原因となる抗原物質）となっている食べ物を避けることで、腸をはじめとする身体の酸化を抑え、老化を食い止められる可能性は高まります。

あなたにとって、何が慢性型のアレルゲンになっているかは、検査をすれば正確に判明します。私のクリニックでも120種類に及ぶ慢性の食品アレルギー検査を行っていますが、それなりに費用がかかるのが難点です。

ただ、費用をかけないとまったくわからないというわけでもありません。**自分の身体の声に耳を傾ければ、ある程度は、慢性型の食物アレルギーは発見できる**のです。

具体的には、食べたものを全部書きとめておいて、体がだるいとか、なんとなく気持ちが悪いといった感覚があったとき、数時間前に何を食べたかチェックするのです。

気になる症状になる前に、いつも同じものを食べているようなら、それがアレルゲンである可能性が高いのです。何が自分に合わないのか、気づくだけでも酸化防止にかなりの違いが出てきます。

「これを食べるとなんとなく身体がだるくなる」「これを食べた日はオナラが臭い」というのは、体内でよくないことが起きているというサインです。知らない間に身体の酸化が起きている可能性が高いのです。それを見つけて、自分でアレルゲンとなる食品を避けましょう。

何かを食べたとき体中に発疹が出るような経験をすれば、二度と食べませんが、体内で見えないアレルギーを起こしているものには、普通は気づきません。

ぜひ思秋期の間にチェックしてみることをお勧めします。このまま身体を酸化させて、一直線に老化へと向かわないための対処法です。どうしても心配な場合は、私のクリニックを含めて検査をしてくれる機関を利用してください。

その上で、酸化を防いで老化予防の効果が期待できる食品を摂るようにします。先に、ヨーグルトを食べると腸内細菌のバランスを整えられると述べましたが、酸化防止に日常の食事で取り入れたい食品がいくつかあります。

これについては、思秋期の生活術として後の章でまとめて紹介しましょう。

更年期障害と診断されるのは2~3割

前章でも述べたように、思秋期を迎えると男性は男性ホルモンが、女性は女性ホルモンが減少してきます。すなわち、少しずつ自分の「性」を失って中性化していくわけです。

この時期を過ぎると「老人」になるということなので、思秋期を長引かせることは、そのまま老化を遅らせるという意味になります。

いい換えれば、**思秋期をいかになだらかに長引かせて、ゆっくりと老年期に着地させるか**ということでもあります。

女性の場合、閉経に向けて生理のリズムが乱れてきたら、中性化の始まる時期です。日本女性の場合、閉経を迎える年齢はだいたい50歳前後で、その10年ほど前から生理周期に不順が生じてきます。それが「そろそろ性ホルモンが減ってきましたよ。思秋期ですよ」というサインなので、対策を講じたほうがいいでしょう。

いわゆる「更年期」にあたるこの時期、ホルモンバランスの乱れから心身のさまざまな不調を訴える人もいます。これが「更年期障害」です。

以前は、女性だけのものだと思われていましたが、最近は「男性更年期障害」「LOH症候群」として、男性でもかかることが知られるようになってきました。症状として多いのが、疲労感、倦怠感、抑うつ症状、のぼせ、冷え、多汗、動悸など。また、残尿感を訴える人や、肩こり・関節痛に悩む人もいます。さらに血中コレステロール値が上がったり、血圧が乱高下する場合もあります。

性欲を感じなくなったり、セックスが億劫になったりもします。男性なら勃起力が弱まり、女性は膣の潤いが低下するなど、具体的な現象を突きつけられるケースもしばしば起こります。

なぜ、これほどまで多種多様な症状が現れるのかというと、急激な性ホルモンの低下によって自律神経が乱れるため、全身に影響が及ぶからです。自律神経の乱れはストレスも原因となるので、仕事や家庭でのストレスが大きい人は、症状を強く自覚しやすいし、長引くことも多いのです。

すべての人がこうした症状を経験するわけではありません。不調の程度が、仕事や家事などの日常生活に支障をきたすほどになると更年期障害と診断されるのです。

女性の場合、9割近くの人がなんらかの症状を自覚するものの、更年期障害と診断されるのは2〜3割とされています。

男性の場合、女性よりも更年期障害の人が目立たないのは、テストステロン(男性ホルモンの代表的なもの)の低下が、女性におけるエストロゲン(女性ホルモン)の低下に比べて緩やかなため、症状が表に現れにくいからです。ただ、前章で触れた、はらたいらさんのように、強い自覚症状に悩む人もいます。「ない」と決めつけて無視することはできません。

ホルモン補充療法は危険？

あまりに更年期障害の症状がひどい場合は、ホルモン補充療法を行うのが一般的です。足りなくなったそれぞれのホルモン、すなわち女性には女性ホルモン、男性には男性ホルモンを貼り薬や注射などで補充します。

ただ、このホルモン補充療法も、日本では普及率がかなり低いのです。

欧米では30年以上の歴史があって、更年期の女性の半数近くがこの治療を受けているとされるくらい標準的な治療法です。韓国でも30％近くの人が治療を受けているといいますが、日本の普及率は６％にも届きません。びっくりするほど低いのです。

これは、ホルモン補充療法のリスクばかり強調されてきたからでしょう。

さらに「ホルモン補充なんて、不自然」という考えと重なって、「不自然だから危ない」と思われているフシがあります。

たしかに更年期の女性に、ホルモン補充療法を5年以上の長期にわたって続けた場合、乳がん発生のリスクがわずかに高くなるという報告があります。

しかし、そのリスクをきちんと数字で見ると、0・08％の上昇であることがわかっています。それも5年以上の長期間、ホルモン補充療法を続けた場合のことです。

それに、ホルモン補充療法を受ける人は定期的に医師の診察も受けることになるので、かえってがんの死亡率が下がるともいわれています。

だからこそ、欧米など先進諸国では普及率が高いのだともいえるでしょう。

ところが日本では、データの詳細を無視して「がんになる。危ない！」というところだけがセンセーショナルに報道された経緯があって、「ホルモン補充療法は危険」というイメージが定着してしまいました。

間違った常識が広まったために、日本の女性は損をしているのです。

男性へのホルモン補充療法の誤解

男性の更年期障害に対しては、男性ホルモンの補充療法が行われます。「男性更年期障害」や「ＬＯＨ症候群」という言葉が話題になって、少し増えてはいるものの、こちらもなかなか広まりません。

ひとつには、日本人には「年を取ると枯れてくるのがいい」とする美意識があって、男性ホルモンを打つことに「いつまでもセックスを求めてギラギラしているのはいかがなものか」という抵抗感があるようです。

そしてやはり副作用を心配する人が多いのです。「男性ホルモンが多いと前立腺がんにかかるリスクが上がる」といわれることがありますが、これを示す明確なデータは実はありません。いくら探しても出てきません。

たしかに前立腺がんにはテストステロン（男性ホルモン）の受容体があって、男性ホルモンを栄養にして成長することが判明しています。だから今は、テストステロンを抑制する治療が行われているのですが、そのことから「男性ホルモンは前立腺がんに悪い」という説が生まれてしまったようです。

だが、前立腺がんの発生は男性ホルモンとは関係がありません。ただし、発生後に影響することが明らかにされています。だからこそ男性ホルモン補充療法に際しては前立腺がんの検査を入念に行うわけで、リスク管理を図っているのです。

ところが、男性ホルモンは前立腺がんの発生に関係しないことは、医者でも誤解している人がいるくらいで、一般にはほとんど知られていません。

男女いずれの場合も、ホルモン依存性のがんを患っている人には、ホルモン補充療法はできません。いくつかの注意事項があるのは事実ですが、クリニックできちんと診察して、説明・相談の上で行えば、明らかにリスクよりも「いいところ」のほうがずっと大きいのです。

男性ホルモンの補充でハゲると思われることがありますが、これは悪玉男性ホルモン（DHT）のためです。このことについては第5章でご説明します。

性欲やモテたいという気持ちをあなどるな

枯渇してきたホルモンを補うと、更年期に特有のつらい症状の緩和が期待できるだけでなく、肌や髪のハリやツヤがよくなるなど、「見た目」が若返るという効果もあります。

性ホルモンの分泌がすっかり下がってしまうと、ホルモン補充療法の対象ですが、その手前の段階なら、恋をするだけでも性ホルモンの分泌は増えます。

不倫だの浮気だの、推奨するわけではありませんが、**何歳になっても異性の目を意識することは非常に大切**です。モテたいと思うから、若返る気にもなるわけだし、外見にもこだわるようになる。もちろん、感情の老化予防にもつながります。

必ずしもセックスまで至らなくても、若返りの効果があると考えられるのです。

「男であること」「女であること」を意識すること、つまり**性的にアクティブであることは、ホルモンバランスを整えて、前頭葉や免疫といった機能の維持にプラスに働きます**。何歳になっても性欲やモテたいという気持ちをあなどってはいけません。

「きれいですね」「若いね」と褒められたり、食事やお酒に誘われるなどモテたりするのは心地のいい体験です。要するに、ＮＫ細胞（免疫細胞）は快体験で活性が上がるので、健康状態もよくなります。身体の内側からきれいになるのです。

私の身内の友人の女性でこんな体験をした人がいます。

彼女は、思春期のころ憧れの大スターだった郷ひろみのコンサートに、50歳前後の女性数人で連れ立って行きました。コンサートはすごく盛り上がって、観客は最初から最後まで総立ち状態、キャーキャー歓声を上げながら踊りまくったようです。

すると翌日、「止まっていた生理が何年かぶりに復活した」というのです。

憧れのスターを間近にして、ときめくだけでホルモンのバランスが若返る――これには私も驚きました。

それほどまでに心の働きは、ホルモンの分泌に大きく関わっています。二人きりで会話するわけでも、手を握るわけでもない。ましてセックスなどしなくても、心のときめきだけで、ホルモンは盛んに分泌されるのです。

数年前の韓流ブームでは、ヨン様をはじめとする「追っかけ」の中高年女性が大量に現れて、からかわれたり批判されたりしていましたが、若返り効果があった人も多かったはずです。

胸をときめかせる体験が若さを保つ

「ときめきで、長年止まっていた生理が復活した」という実例があるとはいえ、一般に、失ったものを取り戻すのはなかなか大変です。

重要なのは、失われる前に手を打つこと。私が繰り返し「思秋期の過ごし方で老後が決まる」と述べているのもそのためです。

異性の目を意識したり、モテたいという欲望を持つことは、結果として更年期をなだらかにし、遅らせる可能性が高いのです。

近年、とくに女性が若返っているように感じている人は多いのではないでしょうか。今の50代は、少し前の30代並みに若々しくなっています。世の中全体が、40代、50代、60代になっても「まだ恋愛ができる」と認める方向性になってきたこととも関連がありそうですが、これはとても好ましいことだと思います。

男女とも性的にアクティブだと、更年期障害は比較的軽い症状で乗り切れます。ホルモン補充療法に頼りたくないと考える人なら、異性への興味や性欲は維持したほうがいいのです。

若さを保とうとするなら、思秋期の男女こそ胸をときめかせる体験が大切です。

家庭に波風が立って、強いストレスになってしまうのはまずいけれども、そんなトラブルにでもならない限り、男女の出会いの機会が増えれば、まず若返ります。

出会いのきっかけとして、ひとつ考えられるのは学生時代のクラス会や同窓会でしょう。共学だった人には思秋期に大きな特典があったのだ、中学・高校と男子校で過ごした私は出会いの機会損失をして不利であると、50代になってから今さらのように気がつきました。

周囲を観察していると、若いころは学生時代の集まりなど見向きもしなかったような人も、50歳を過ぎるころから不思議と関心が高くなるようです。

「高校の同級生と三十数年ぶりに再会して、なんだかときめいた」という話はよく聞きますし、「同窓会で憧れの先輩に打ち明けて、それからときどき会うようになった」という女性もいます。中には、何度か結婚と離婚を繰り返していた男性が、高校の同級生で、やはり離婚していた女性に出会って結婚し、とてもうまくいっているという例もあります。

高校の同級生なら、その後の進路や生活水準なども一定の幅に収まるだろうから話も合いやすいのでしょう。お互いの価値観や、地域文化の背景などもよくわかっていています。若いころの刺激的な恋愛とは違って、いろいろな体験を経てきた大人として、思秋期からのおつきあいがあってもいいはずです。

第3章

前頭葉を若く保つ（脳・思考・メンタル）

思秋期の乗り切り方

身体も脳も使わないと衰える

「40代になって身体能力が衰えてきたから、この仕事はムリだ。引退したほうがいい」

プロスポーツの世界ならいざ知らず、ほとんどの仕事では、そんなことをいわれることはありません。人間の身体機能は、40代、50代ではほとんど低下しないからです。

とはいえ、高い運動能力など問われないのに、ソフトウェアの開発者のように「35歳定年説」がささやかれる職業もあって、クビにはされませんが管理部門やほかの仕事に回るようです。これは進歩の速い世界で、新しいことを覚えるのが億劫になってくることが一因にあるからだと思われます。

どんな仕事でも、ベテランといわれる年齢になってくると、いつの間にか、新しいことについて「面倒くさいな」と思うことが増えてきます。

人間は運動能力のような身体機能よりも、心や感情から老け始めることが、こんなところからもうかがえます。

一般的に、若いころは「思い通りの仕事をしたい」「出世したい」「よりよい女性を手に入れたい」「もっといい暮らしをしたい」など、夢や欲望があります。体力もあるし、頑張る気力もある。ところが、ある年齢から「もう出世などしなくていい」「子どもの成績もこんなもんだろう」と、執着がなくなってきます。

それはそれで「あっさりしていて、いいじゃないか」「大人になったのだ」などといわれるかもしれませんが、若々しさは失われています（昨今、「草食系男子」と呼ばれる、女性にも出世にもガツガツしない若者が増えているのは、社会全体の老化を示しているともいえるのでしょう）。

また、40代はうつ病の多発年代なので「何もやる気が起きない」と苦しむ人も増えてきます。そこまで悪くはなくても、さまざまなことに対してあっさりと執着しない「まあ、いいや症候群」も現れやすくなります。

消極的な生活をしていると、感情が奮い立つことがなくなってきます。

つまり、**意欲や感情に関係している前頭葉を使わなくなってくる**のです。

注意しないといけないのは、**「人間の身体は使わないと衰える」**ということです。

しかも、年齢が上がっていくにしたがって、衰え方は若いときより激しくなります。

たとえば若者が骨折などで1か月間ベッドに横になっていた場合、骨がつながった時点で歩けます。ところが高齢者が同じことになると、あっという間に歩行困難のような症状が出てきたり、寝たきりになってボケたようになってしまうこともあります。

元気だった人が風邪をこじらせたとか、転んで捻挫したとかで、1～2週間寝ていた場合、坂道を転がるような勢いで車イス生活が始まってしまうことも珍しくありません。

年を取れば取るほど、足腰の筋肉は、使わないとすぐに萎縮しますし、脳も簡単に機能が落ちてしまいます。

感情も動かず意欲も湧かない、「まあ、いいや症候群」で頭を使っていないとなると、「使わないから衰える。そしてますます使わなくなる」という悪循環が始まって、あっという間に脳は衰弱していきます。

だから**思秋期には、感情の老化にはとくに気をつけなくてはいけません。**できるだけ初期の段階で食い止めるためです。

前頭葉の機能が低下してきたサイン

前頭葉はものを考えたり、やる気を出したり、感情と理性のバランスをとったりするような、いわば「人間らしさ」の源泉です。その一方で、たいしてそれを使わなくても生きていけるという特徴もあります。事故や病気などで前頭葉の機能を失っても、思考や感情が平板になったりするものの、知能も保たれますし、生きてはいかれるのです。

第1章でも述べた通り、前頭葉の老化が40代から始まっていることは、私の画像診断上の経験則から見ても機能面から見ても、おそらく間違いありません。

ただ困ったことに、前頭葉の老化は、自分自身ではなかなか気づきにくいのです。

唯一、自覚できるのはクリエイティビティや好奇心の低下でしょう。

もっとも「若いころはいくらでもアイデアが湧いたのに」と思えるのは、もともとクリエイティビティが高いとか、旺盛な好奇心の持ち主だった人であって、そうでなければ自覚するのは難しいのですが……。

もちろん誰しも兆候は出ているはずです。

「新しいファッションに積極的でお洒落だったのに、決まりきった格好ばかりするようになったね」

「若いころは自分とは違う意見も素直に聞いていた人が、ひどく意固地になった」

「あの人に誘われると、いつも同じ行きつけの店ばかり連れて行かれる」

といった傾向は、前頭葉の機能が低下してきたサインといえそうです。

しかし周囲の人は、面と向かって「いつも同じような服ですね」とか「頑固になりましたね」とか「連れて行ってくれる店がいつも同じですね」などとは、まずいえない。

結局、本人はなかなか自覚できません。

前頭葉機能のポイントは、大きく分けると次の3つです。

①意欲と感情のコントロール能力
②思考のスイッチング（切り替え）
③クリエイティビティ

「意欲と感情のコントロール能力」「思考のスイッチング」は柔軟な考え方をするために は欠かせません。ある考えや感情から、別の考えや感情へと切り替えられるのは、このふたつがしっかりと機能しているからです。

だから「頭が柔らかいよね」といわれる人は、クリエイティビティが高いだけでなく、人の話も聞けるし、新しい話題にも対応できます。前頭葉がよく機能しているので若々しいのです。

柔軟な思考のできる人は前頭葉がまだ老化していない（あるいはあまり老化していない）、つまり少なくとも機能上は脳の老化がまだ始まっていないということになります。

前頭葉の働きが本格的に壊されたときに起きる「保続《ほぞく》」

私は、熟年離婚の一因として「意欲と感情のコントロール能力」が低下したり、「思考のスイッチング」がうまくできなくなったりすることが、挙げられるのではないかと思っています。

若いころの夫婦喧嘩は、激しく怒鳴り合ったり、物が飛んで壊れたりするかもしれません。でも翌日になると、ケロリと仲良くしていられるもの。

ところが、年を取ってくると、そうはいかなくなります。

感情のコントロールが悪くなるので、朝のちょっとしたいい争いで、丸一日機嫌が悪くなる。あるいは、夫婦喧嘩が後を引いて何日も続いてしまう。喧嘩すると1週間ぐらい口をきかなくなる中高年夫婦もいるでしょう。

前頭葉にあるスイッチの切り替えが悪くなった結果、気持ちの切り替えがうまくできなくなって、ひとたび腹が立つと簡単には収まらなくなるからです。

前頭葉に脳腫瘍や脳出血のある患者さんには、ときどきこんな症状が現れます。

診察室で「今日は何年何月何日ですか？」と尋ねると、たとえば「令和4年11月1日です」と正しく答えが返ってきます。ところが続けて「誕生日はいつですか？」と聞くと、「令和4年11月1日です」と、**質問が変わっているのに同じ答えを繰り返してしまうのです。これは前頭葉の働きが本格的に壊れたときに起きる「保続《ほぞく》」という現象**です。

最初の質問にはきちんと答えているので、記憶力や理解力が低下しているわけではありません。

「昨日のお昼は何を食べましたか?」と質問して「おそばを食べました」などとちゃんと答えが返ってくれば、記憶力に問題がないこともわかります。

しかし、続けて「今日はこの後どこに行くんですか?」と聞いたときも、「おそばです」と答えてしまうのが「保続」です。

特徴的なのは、「263+148は?」といったかなり難しい計算問題も正答できるのに、数字を変えたときに同じ答えを繰り返すようなところです。このことからも計算力や記憶力は落ちていないのに、前頭葉のスイッチの切り替えができなくなっていることがわかります。

医学的な診断方法としては、4色・4つの図形・4つの数字のカードを使い、なんらかのルールに沿って並べて、被験者がそのルールに気がつくかどうかで検査するやり方があります。

たとえば、1・2・3・4・1・2・3と並ぶと、次は4だとわかります。1・4・3・2・4・2・1……とデタラメな数字が並んでいても、カードの色が赤・青・

黄・緑・赤・青・黄と並んでいれば、次は緑です。最初はわからなくても、何回か繰り返すうちに、どういうルールで並べられているのかがわかってきます。

次の段階では、数字も色もデタラメだけれども、図形が三角、星、十字、丸を繰り返すように並べるなどして、ルールを変えていったときに見抜けるかどうかをテストします。

これはウィスコンシン式カード分類テスト（WCST）といって、多少若い人でも前頭葉の働きが悪い人は引っかかるほどのレベルの高いテストなので、高齢者には使いづらいのですが、前頭葉の機能低下が歴然とわかります。

脳の老化が早い

老化の予防には、なんといっても「使うこと」です。

思秋期になって、「以前よりも足腰が弱ってきたかも」と思えば、意識して歩くことが大切だし、「スマホでメールばかりしているから、漢字が書けなくなった」と感じたら手書きで文字を書いてみることです。**前頭葉もしっかり使ってやれば衰えずに済みます。**

ではどうやって使えばいいのでしょうか。

先にも述べましたが、前頭葉は決まりきったルーティンをこなしているような状況ではあまり使われません。

「ルーティン」とは、たとえば朝起きれば、顔を洗って、歯を磨きます。これらの動作は、日常的に習慣化されていて、どんなに眠くても行います。

このような習慣化された動作には、前頭葉の出番はありません。仕事でも家庭でも、同じことの繰り返しという毎日では、前頭葉はたいして使われないので不活発になります。

しかし、ある日突然、奥さんや恋人とは別に好きな女性ができた場合はどうなるでしょう。彼女とどこでデートしようかとか、どう喜ばせようかとか、いろんなことを考えるはずです。もちろんあなたが女性で、夫や恋人とは別に好きな男性ができた場合も同様です。あの店に行ってみたい、どんな服で出かけようか、彼の喜ぶことは何だろうなどと考えるでしょう。どちらの場合も、「バレないようにしなくては」とも考えを巡らすに違いありません。

こんな**〝ルーティンでないこと〟をするとき、前頭葉はたちまち働き始めます。**

もともと、日本では学校で前頭葉を使う教育はろくに行われていません。

私は義務教育のレベルでは基礎的な学力を身につけるため、漢字や単語を覚えたり、計算問題をこなすなどの〝詰め込み式の勉強〟が必要だと思っています。ところが大学生に対しても、同じことをさせている日本の教育にはずっと文句をいってきました。

学問とは疑うことから始まるのに、定説だの常識だのを教え込むことばかり熱心なのが日本の高等教育です。習ったことを疑うとか、欧米のようにまったく知らない場面にどう応用するかといった練習や、プレゼンテーション型の授業は非常に少ないのです。

思春期のころから、前頭葉を使う機会が少ないまま成長して、日常生活を平穏に暮らしていると、前頭葉を使う機会が少なくなります。

ルーティン・ワークをこなしていれば済むような毎日を続けて40代、50代を迎えたとなると、前頭葉への刺激がほとんどなかったという人もいるはずです。そんな人はおそらくかなり脳の老化が早いと思われます。

恋愛は前頭葉の刺激に効果的

その反対に、うまくいって大喜びしたり、失意に悲しんだり、感情が沸き立つような状況が前頭葉を使う場面です。しかも結果がどう転ぶかわからない、ハラハラドキドキするような状況で活発に働きます。

その意味で、**恋愛は前頭葉の刺激に効果的**です。

ときどき、有名人の不倫が発覚して大騒ぎになりますが、こと前頭葉に関する限り、彼ら・彼女たちが若さを保っているのは間違いありません。

　本気になって暴走して、家庭を壊してしまうのはマズい。しかし、プラトニックでも何でもかまいません。たとえば男女交えて何人かでワイン会を企画するといった、異性と心をときめかせる機会を持つことも含めて、考えてみてはどうでしょうか。

　思秋期のころ、何度目かの結婚をする人がいますが、おそらくこうした人は前頭葉の働きが活発なはずです。結果として、人間的な感情の機微にも通じているのでモテる、ともいえそうです。

　年を取って前頭葉機能が衰えてくると、変わり映えのしない日常は、ますます退屈なものになってきます。何をしても単なるルーティンのように感じてしまいやすくなってしまうのです。そう感じたら、あえて強い刺激を求めることも必要でしょう。

　たとえば、若いころなら何を食べても美味しく感じたものが、中高年になると本当に美味しいものでないと感動しなくなります。となると、信頼できるグルメサイトを見て、評判のいい店に行ってみる。「誰と行くか」も含めて考えてみるといいのではないでしょうか。

「これまでは普通に温泉に出かけていれば楽しかったのに、つまらなくなってきた」というなら、本物の秘湯に行ってみよう、世界遺産を訪ねてみようというのもいいでしょう。

至れり尽くせりのパッケージ旅行よりも、自分で手配した旅行のほうが刺激的なのはいうまでもありません。少々のトラブルも含めて楽しめるようなら、まだまだ前頭葉は若いといえます。つまり思秋期になると、より本格的なものから受ける刺激が必要になってくるのです。

思秋期にやっておくべきことで挙げた、将来のことをイメージするときに、定年後の起業プランを考えてアイデアを練るのは、前頭葉を働かせるだけでなく、実際に役に立つ可能性もあるので一石二鳥です。

定年になってから、さて何をしようかと考えても、まず、ろくなアイデアは出てきません。「極めつけのアイデア」が、ひとつだけ出てくるということは現実的にはあり得ないので、思秋期のうちに、「アイデアをたくさん出す練習」をしておくことが大切です。

起業家には年齢を感じさせない人が多いのですが、会社を辞めてまで起業するのは現実的ではないから、読めない未来を少しでも推し測って、少額でもいいから株を買ってみるのも前頭葉を使うことになります。

感情が老化する三つの要因

感情の老化を放っておくと、脳にも身体にも老化に拍車をかけてしまうので、感情の老化を避けなくてはいけません。予防を心がけるとともに、もし「感情が老化しているような気がする」と気がついたら、すぐに食い止める方策を取ることが必須です。

感情が老化する要因としては、前頭葉の老化のほかにも動脈硬化とセロトニンの減少があります。整理すると以下の三つということです。

①前頭葉の老化

先にも説明した通り、思考や意欲、感情、理性など、人間らしい振る舞いを司っているのが前頭葉です。だから前頭葉が活発に機能している人は、アクティブで若々しい。ところが、**脳の中でも早くから萎縮が始まるのが前頭葉なので、思秋期のころに感情の老化をもたらす大きな要因になっています。**

②動脈硬化

年を取っていくと多かれ少なかれ、血管の壁に悪玉コレステロールなどが沈着して厚くなります。こうして血管が狭くなり、血液が流れにくくなった状態が動脈硬化です。

動脈硬化を起こしている人の脳は、自発性の低下や、泣き出すと止まらなくなる「感情失禁」などの症状が起こりやすくなります。自分から行動することは少なくなり、感情に振り回されやすくなる。これがさらに悪化すると、いくつもの脳の血管が詰まって脳血管性の認知症へとつながっていくから要注意です。

動脈硬化の危険性を増すことが判明しているのが糖尿病とタバコです。さらに高血圧、コレステロール、肥満、ストレス、加齢などが挙げられます。コレステロールは必ずしも悪者ではありませんが、糖尿病や肥満、タバコ、高血圧などほかの要因と組み合わさると悪影響をもたらします。

動脈硬化は、狭心症や心筋梗塞などの心臓病、脳卒中のような脳血管障害のリスクを高めるので、いわゆる生活習慣病の予防として注意を呼びかけられていますが、感情の老化を引き起こすことも忘れてはいけません。

③セロトニン（神経伝達物質）の減少

脳内の神経伝達物質であるセロトニンは、年を取るとともに減ってきます。ドーパミン（喜び、快楽）や、ノルアドレナリン（恐れ、驚き）といったほかの神経伝達物質の情報をコントロールして、精神を安定させる働きをしているのがセロトニンなので、不足すると、うつ症状のほか、意欲低下、イライラ、体中がどこかしら痛いと訴えるなど、さまざまな不調が現れます。

これは多くの高齢者が診察室で訴える心身の不調と同じです。こうした不調は、年を取ると当たり前のように思われがちですが、実は感情の老化現象のひとつとも考えられるのです。

セロトニンの原料は、肉類などに含まれるトリプトファンというアミノ酸です。この点でも、**粗食が健康にいいというのは迷信で、思秋期以降こそしっかりと肉類は食べたほうがいい**のです。

うつになりやすい「心の不健康」な思考パターン

感情の老化を防ぐために、前頭葉を刺激したり、食生活などの生活習慣を見直したりすることと並行して、**思秋期に心がけたいのは、「心の健康」にいい考え方をして、うつ病を遠ざける**ことです。うつ病になると、心身ともに一気に老け込んでしまうからです。ものごとの捉え方（認知）次第で、うつになりやすくもなるし、遠ざけることもできると考えられています。

たとえば、ものごとは白か黒のオール・オア・ナッシングではありません。白と黒の間には限りなくたくさんのグレーがあることは、みなさんご存じでしょう。

とはいうものの、世の中にはオール・オア・ナッシングで考える人や、白黒をはっきりつけたがるタイプの人もいます。

たとえば、仕事上で「あの人は完全な味方、あいつは完全な敵」と信じ込んでいる人。このタイプの人は、味方だと思っていた人が少しでも気に入らないことをいい出すと、「そんな人だとは思わなかった。裏切られた」と評価を一転させてしまうとともに、気持ちもすっかり落ち込んでしまいやすいのです。

そんなものごとの捉え方や考え方を「二分割思考」といいますが、実は、これはうつになりやすい「心に不健康」な思考パターンです。

二分割思考が完全主義的な考え方につながると「満点でなければ0点」という発想になって、ちょっとしたミスで「自分はダメだ」「失敗してしまった。人生、もう取り返しがつかない」などとひどく落ち込むことになりかねません。

　そこから軽いうつ状態になると、やる気の出ない自分にますます沈み込んでしまう負のスパイラル、悪循環に陥ってしまいます。

　二分割思考や、「こうに決まっている」という決めつけは、「不適応思考」といって、うつになりやすい思考パターンだとされます。しかも、うつになってしまったときに治りにくい。また、絶望しやすいので、悪化すると自殺につながってしまうケースさえあるのです。

　一方、「白と黒の間にグレーがある」と認められる人であれば、「私の意見に賛成してくれることがたくさんあったけど、この件は違った。どの点に引っかかったんだろう」と考えられるでしょう。

　グレーを認められる度合いを、心理学の世界では「認知的成熟度」と呼んでいますが、二分割思考や、「こうに決まっている」という決めつける考え方は、「認知的成熟度が低い」ということになります。

「ほどほど」「ちょうどいい加減」という考え方をすること、すなわち認知的成熟度を上げていくことは、うつの予防になるので「心の健康」にもいいのです。

思秋期には、前頭葉の働きが低下して、感情や思考の柔軟性が失われやすいとわかっているのですから、「この考え方は『決めつけ』ではないか」と自問自答する習慣が大切です。

テレビの論調を疑ってみる習慣を持つ

ところが最近は、二分割思考や決めつけが世の中に蔓延しています。

それが顕著なのはテレビでしょう。芸能人であれ政治家であれ、いいときは「やりすぎだろう」というくらい持ち上げるのに、ひとたび問題点が発覚すると徹底的に叩くのです。

たとえば、人気俳優の香川照之氏の銀座ホステスへの「性加害事件」が典型です。

事件報道前は、テレビで見ない日はない程の人気者でしたが、事件が報道されると世間は彼の行動を許さず、メディアは叩きSNSは炎上、結果、出演していた番組は軒並み降板、CMは打ち切りが相次ぎました。

あるいは人気芸能人の不倫報道に見られるような、「不倫」は「悪いこと」だから問答無用でやっつけるといった風潮。もちろん、「育児休暇を取ります！　企業で男性が育児休暇を取りやすくしなくてはいけない」などといっていた国会議員が、妻の出産直前に不倫していたというのは論外、責められて当然です。一方、五人の女性との不倫が発覚した乙武洋匡氏の場合は、もっといろいろな見方ができたと思うのです。

その後、ネットなどで激しく反発したのは若い人たちで、大人の反応は違っていたとも聞きます。つまり「聖人君子の役割を押しつけていたんだね」「障害者の性について考えなくては」「自民党が選挙に担ぎ出さなければバレなかったのに……」とか、もっと下世話に「五人というのはすごい！」などいろいろな意見がありました。

これが認知的成熟度が高いということですが、テレビはしばらく「不倫が発覚しました。海外旅行を一緒にしていました」といった論調に終始していました。

単純に善悪を決めるような報道は、まさしく二分割思考としかいいようがありません。ものごとを単純化してわかりやすくするのがテレビ的な発想ですから、それに影響されて日本人全体がものすごく、単純思考になってしまっているような気がします。

日本では、学校教育の中で「疑う」ことを教えられていません。

「他の可能性もあることを考えろ」といったトレーニングをされずに、先生や偉い人のいうことを素直に信じるように育てているので、「テレビでいっていたから」と、簡単に信じてしまう。低学歴の人が疑う能力を持たないのは、外国でも同じですが、大学を出ていても疑う能力が欠落しているのは日本の特色でしょう。

逆にいえば、**テレビでいっていることを鵜呑みにせず疑ってみる習慣を持つ**ことは、認知的成熟度を上げることになります。

とりわけ思秋期には、脳の柔軟性を保つ、いいトレーニングになるはずです。

思秋期に身につけるべき三つの思考スタイル

思秋期、とくに意識して身につけてほしい思考スタイルがあります。

それが**「そうかもしれない思考」「あれもこれも思考」「やってみないとわからない思考」**です。日本人には、多かれ少なかれ「答えはひとつ。正しいことはひとつ」という「かくあるべし思考」が強くて、いったん信じてしまうと脇目もふらずに頑張る傾向があります。これが「決めつけ」につながりやすいのです。

ネットなどでは自分と違う意見に対して、ボロクソにけなしたり、徹底的に否定したりする人などは、自分が決めつけていることに気づいていないのでしょう。

この**「決めつけ」の反対側が「そうかもしれない思考」**です。

たとえば、私は以前からブログなどで「相続税100%」を主張していますが、「北欧では相続税0%らしい。0%がいい」という意見を聞くと、そうか、そういう可能性もあるのかもと思います。こう書くと「覚悟もなく主張しているのか！」と怒り出す人もいるかもしれません。でも、いろいろな極論はあっていいと思うし、自分の考え方だけが正しいとは思っていません。あくまでもひとつの見方です。

異論が出てきたときにカッとなって反論するよりも、私は「そうかもしれない」と、いったんは受け止めることが大切だと思うのです。

日本の場合、総理大臣が「この道しかない！」といってしまうくらい、「決めつけ」に馴染みやすいのですが、「そうだったのか」と納得するよりも「そうかもしれない」くらいにとどめておいたほうが安心です。

ものごとを受け入れるには「あれもこれも思考」も必要です。

「この道しかない！」と、答えをひとつだけ与えられるのは、自分で深く考えたり決断したりしなくていいので楽な道でしょう。しかし、頭を使う機会を失っているのです。新しい考えが受け入れられず、興味も持てない、いかにも中高年らしい脳にならないためには、それ以外にいくつも答えを考えるなどして、意識して思考の幅を広げることが大切になります。

「やってみないとわからない思考」というのは、「とにかく、まず行動してみよう」ということです。やってみて、失敗だったら素直に認めればいい。失敗に学んで次に生かしていけばいいのですから。

年を取るほど経験や知識が増えてきて、「やってみなくても、結果はわかっている」となりがちですが、本当にそうでしょうか？　人口も経済も右肩上がりだった時代の経験則で、今や未来を「結果はわかっている」と簡単に結論づけてしまうのは、感情や思考の老化が進んでいる可能性も高そうです。

前章でも述べたように、行動することが思考に大きな影響を与えます。「まず行動してみること」は前頭葉をはじめとする脳や思考、身体の若さに直結しています。「そんなことはわかっている」から「やってみないとわからない」へと考え方を変えてみるのは、想像以上に効果的です。

「つまらない人」といわれないために努力を

　前頭葉が縮んでくると、どんなに知的レベルが高くても、基本的につまらない人間になってしまいます。知識をひけらかすことしかできないからです。

　残念なことに私は、女性にモテる人間ではありません。モテないのは仕方ないにしても、「つまらない人ね」といわれることだけは避けたいと思っています。

　高学歴がウリのお笑い芸人が最近増えてきましたが、本業の漫才であまりおもしろくないのは、知識はあるのに、それをうまく加工できないからでしょう。それでは単なる物知りに過ぎないわけで、クイズ番組では感心されても、「芸」でも「知的」でもありません。前頭葉を使えていないのです。

　大正・昭和期の漫才師・横山エンタツが、〝漫才〟を発明して爆発的な人気を博したのは、知識を応用する能力が極めて高かったからです。エンタツの出世作といわれる『早慶戦』は、そのころ大人気だった東京六大学野球の豊富な知識をもとに、コンビを組んだ花菱アチャコとの掛け合いで笑わせる「しゃべくり漫才」でした。

昭和初期、それまでの〝万才〟とは違った新しい「お笑い」のスタイルを確立して、伝説になったのです。

現代ならビートたけし氏にしてもタモリ氏にしても、圧倒的な知識を持った上で、それを応用・加工した芸にしているからおもしろいのでしょう。

今は、知識をいくら持っていても、スマホやパソコンには勝てません。検索すれば何だって出てきます。それだけでも、応用する能力が大事だとわかるでしょう。

私にしても、知識をひけらかすより、応用して少しでもおもしろい話をしようと、一応、気を遣っているわけです。もっとも私の話をおもしろいと思うか、理屈っぽいやつだと思うかは、それぞれの感性ですが……。

異性にモテるだけではなく、同性に好かれることももちろん大事。思秋期は、アクティブに生き、魅力的であろうと目指す時期にしたいものです。

第4章

実践編

思秋期には何を食べるのがいいか

「やせれば健康になる」は明らかに誤り

「太っていたらメタボになる。生活習慣病の原因らしいからメタボになりたくない！」

「健康のためにはやせなくては」

などと、太っているのはよくないことだと思っていませんか？

ほとんどの日本人は、「やせれば健康になる」ということを常識として信じています。しかし、これは明らかに誤りです。

体重（kg）を身長（m）で2回割ったBMIという数値をご存じかと思います。これが18・5〜25だと「普通」とされるのですが、世界中でほとんどの統計でも、一番長生きなのはBMI25を少し超えた人たちなのです。

アメリカで29年間にわたって追跡された調査を見ると、一番長生きなのはBMI25

〜29・9で、18・5未満の「やせ型」の死亡率はその2・5倍もありました。日本の研究報告でも、40歳のときにＢＭＩ25〜30の男性は平均余命が41・6年（女性は48・1年）でもっとも長く、18・5未満だと34・5年（女性は41・8年）と最短でした。

　日本の基準ではＢＭＩ25〜30は「肥満」という分類になっていますが、実はもっとも長寿だったのです。しかも「普通」「肥満」ともたいした差はないのに、「やせ」だけは目立って平均余命が短かったのです。

　アメリカでの調査結果が公表されたのは２００６年、日本の研究報告は２００９年ですから、もうずいぶん時間が経っているのに、いまだに「やせたほうが健康になれる」と、多くの人が信じています。これはやはり、「別な考え方があるのではないか」と、ものごとを疑ったり、新しい考えを受け入れたりすることを、苦手としている人が多い証拠でしょう。

　多少太っていても、むしろ長生きなのですから、思秋期にむやみにダイエットに走る必要はまったくありません。医学的にいえば「やせ」は低栄養・栄養不足ということにほかならず、低栄養のほうがずっと危険です。

さらにいえば、私がもっと切実な問題だと思っているのが、若い人たちの「やせ願望」です。テレビや雑誌に登場する芸能人やモデルは、明らかにやせすぎです。

とくに若い女性はスリムな体型を理想とするあまり、極端な小食や偏った食事になりがちですが、成長期のやせすぎは、脳や子宮といった臓器の発達に深刻な影響をもたらすことは知っておくべきです。

2015年の暮れ、フランスではやせすぎのモデルの雇用を禁止する法律が可決されました。違反してモデルを起用した代理店などには罰金刑や禁固刑が科されるそうですが、これは日本も見習わなくてはいけません。美の国と思われがちですが、やはり国民を大切にする国だと痛感させられました。

「やせ願望」と「メタボ恐怖」は、年齢層こそ違え、「やせることはいいこと」という単純な結論を求めて行き着いた、危険な間違いです。

高齢者は肉を食べたほうがいい

「肉より野菜が身体にいい」という常識も、年齢に関係なく広く信じられています。わずかなサラダを食べて「野菜を摂ったから身体にいいんだ」と思い込んでいる若い女性はたくさんいます。

でも、そのために栄養不足に陥っている人も多いのです。今の日本で栄養不足が心配だといっても、なかなか信じてもらえないのですが、由々しき事実です。

「肉を食べすぎるのは身体に悪い。減らそう」というのは、心筋梗塞が国民病ともいえるアメリカ発の健康キャンペーンでした。そもそも前提となっている肉の摂取量が、アメリカと日本では極端に違います。その当時（80年ごろ）、アメリカ人は一日あたり300g食べていたのを200gに減らそうとしたのです。同じ時期、ヨーロッパ人は220gでしたが、日本人は68g（80年当時）に過ぎませんでした。日本の中でも例外的に肉をよく食べていたのが、長寿で知られた沖縄県ですが、それでも100gでした。

本来なら日本人は、もっと肉を食べるべきだったのに減らそうというのですから、めちゃくちゃな話です。タンパク質はもちろんのこと、各種ホルモンの原料になっている脂質や、セロトニンの原料になっているトリプトファンなどの体内で作り出せないアミノ酸など、肉だから効率的に摂れる栄養素はたくさんあります。

こと**高齢者は肉を食べたほうがいい。これは高齢者医療の専門家として、私がいつもいっていること**です。

もちろん思秋期も、肉を減らす必要はありません。しっかり食べて、ホルモンやセロトニンを不足させないように気をつけましょう。

第2章で説明したように、とくに**思秋期以降、「食べない式」のダイエットはしてはいけません。**フランスの抗加齢学の専門医、クロード・ショーシャ博士は、「食べても太らなかった若いころとの身体」に戻すことを目指して、細胞の酸化（錆びつき）を避けるよう提唱していることも紹介しました。

全身の細胞を錆びつかせるフリーラジカルは、呼吸で取り込んだ酸素からも発生していますが、素晴らしいことに私たちの身体は、フリーラジカルの被害を少なくするために、抗酸化酵素を作り出しています。

とくに若いうちは、きちんとした食事を摂っていれば、十分にフリーラジカルに対抗できるので、その意味からも食事をおろそかにするのはマズいのです。

ただ、この抗酸化酵素を作り出す能力も、年齢を重ねるとともに落ちてしまうので、抗酸化力が低下して、細胞が錆びついてきます。

そのため**思秋期には、肉をしっかり食べるだけではなく、抗酸化作用の高い食品を意識して摂ることが大切になってきます**。ときにはサプリメントで補うことも必要でしょう。うかつな食事制限によって身体を錆びつかせ、老化を早めないように注意しなくてはいけません。

色の濃い野菜と肉・卵を欠かさない

具体的にどんな食物が抗酸化作用が高いのか挙げていきましょう。

赤・緑・黄色など、色の濃い野菜には、天然色素成分であるカロテノイド類（βカロテン＝ビタミンA、リコピン、ルテイン）など抗酸化物質が豊富に含まれています。

代表的な野菜はニンジン、ブロッコリー、トマト、ホウレンソウ、小松菜など。

抗酸化物質は、フリーラジカルにとりついて安定させ、細胞への攻撃を抑える働きをします。また、酸化物質が次々に発生していく連鎖反応を止める働きに加え、細胞内でのダメージの修復までしてくれます。

新鮮な野菜や果物に多く含まれるビタミンCは、フリーラジカルを捕まえる抗酸化作用を持つだけでなく、免疫系を活性化したり、精神運動活動を刺激したり、後述するビタミンEの再活性化をするなど、さまざまな働きをします。

一日に３００～４００㎎を摂取すると、推定寿命が男性で6年、女性で1年延びるというデータもあります。食事だけでなく、サプリメントを併せると十分に摂りやすいでしょう。

植物油や魚に多く含まれているビタミンEは、細胞膜をフリーラジカルから守り、細胞組織の酸化を予防します。ビタミンEは攻撃してきたフリーラジカルを無害化して、自らはビタミンEラジカルになるのですが、これは穏やかで安定しているので、それ以上酸化が進むことはありません。さらにここにビタミンCがあると、ビタミンEラジカルは再び活性化し、ビタミンEになります。代わりにビタミンCがラジカルになるのですが、水溶性のため分解されて尿から体外へと排出される仕組みです。

玄米や大麦に含まれるトコトリエノールというビタミンEの一種は、脳のバリアを通過して脳細胞を守るという特殊な作用があるので、脳にいい食物といえそうです。

また、**肉や卵にはセレンというミネラルが含まれます。セレンにはフリーラジカルを安定させる酵素を活性化する働きがあり、多くの代謝にも関わっています。**

神経伝達物質の酸化も防いでいるので、脳が正常に機能するかどうかはセレンが十分に摂取されているかどうかにかかっているくらい重要です。

こうしたビタミン、ミネラルはそれぞれが抗酸化物質として働くほか、組み合わせの相乗作用によって大きな効果を発揮します。たとえば、βカロテン（ビタミンA）は、ビタミンEとセレンと併せて摂ることで、効果的に細胞膜をフリーラジカルから守る働きをします。食道がんと胃がんの予防効果があることも確認されているのです。

「これさえ食べれば健康になる」という食品はありません。**毎日、たくさんの種類の野菜や肉類を食べることで、美しく健康的で、しかも脳にもいいダイエットができる**のです。

ブルーベリーと赤ワインの効果

ブルーベリーは目にいいといわれていますが、ショーシャ博士によると、脳のアン

チエイジングにも効果的とされています。脳の活性化や記憶力、運動能力の改善も期待できるそうです。細胞の炎症も抑えるので、思秋期のダイエットには勧められます。

ブルーベリーにはアントシアニンという抗酸化物質が豊富です。これはポリフェノールの一種で、ポリフェノールは抗酸化作用、抗アレルギー作用、毛細血管の強化などが期待できます。またＬＤＬコレステロールの酸化を抑えるので、血液をサラサラにする作用も知られています。

ポリフェノールというと赤ワインを思い浮かべる人もいるかもしれません。

赤ワインにはタンニン、カテキン、フラボノイド、アントシアニン、レスベラトロールなどのポリフェノールが含まれています。

これに関連する「フレンチパラドックス」という言葉をご存じでしょうか？

乳脂肪の消費量が多い国は心臓病死亡率が高くなりますが、フランスは消費量が多いのにもかかわらず、例外的に心臓病死亡率が低い。その理由が赤ワインをたくさん飲むからだという学術論文に出てきた言葉です。心臓病死亡率が低いのは、赤ワインのポリフェノールの作用だということになり、空前の赤ワインブームになりました。

アルコールを飲むなら、ビールより赤ワインがお勧めです。私自身、ワインの愛飲者なので、こうしたワインの効用は妥当なものだと信じています。「いつも若いですね」とよくいわれる私ですが、身体にいいことはほとんどしていません。心当たりをいえば、美味しいものを食べることと、ワインのポリフェノールくらいです。

もっとも、アルコールの摂りすぎは免疫機能を低下させたり、セロトニンを枯渇させたりするので、一日にグラス二杯くらいに抑えるのが望ましいようです。食前や食後ではなく、食事と一緒に楽しみましょう。

またショーシャ博士は、ワインを一杯飲む間に、コップ二杯の水を飲むよう推奨しています。

脂肪はダイエットの敵ではない

もしかすると「脂肪はダイエットの敵！」と信じてはいないでしょうか？
世の中には「脂肪はできるだけ少ないほうがいい、摂らないほうがいい」と考えている人もたくさんいます。しかし、**生物の体にとって脂肪は邪魔者ではなく大切な栄養素**です。

エネルギーの貯蔵庫としての役割だけでなく、細胞膜の重要な成分として細胞を再生したり、新陳代謝を行ったりするのに脂肪は欠かせません。先にも触れた通り、コレステロールも脂肪で、細胞膜に関係したり、ホルモンの材料になったりしています。すぐに使えるエネルギー用や貯蔵用など、脂肪はいろいろな形で存在し、どうしても必要なものなので、不足しないよう私たちの身体は、糖質を材料に、脂肪を作り出して貯えるのです。極端な「油抜きダイエット」でやせると、体重は減ったのにかえって体脂肪率が上がってしまうのはそのためです。

そんな大切な脂肪ですが、研究はまだまだ発展途中なので、健康についての学説にも流行り廃《すた》りがあります。

50～60代の人なら、昔は「動物性のバターよりも、植物性のマーガリンが身体にいい」といわれていたことを覚えているかもしれません。でも、今は「マーガリンはトランス脂肪酸が多いからもってのほか」「身体に悪いから禁止すべきだ」などと槍玉に挙げられています。

リノール酸がいいといわれ、サラダオイルのパッケージに大きく掲げてあった時期もありましたが、今はアトピーや花粉症など免疫系の過剰反応に関わっているともいわれて、人気がありません。

その反対に、最近流行しているのはα‐リノレン酸です。シソ油やアマニ油などに多く含まれていて、「アレルギーを改善する」「がんの発生を抑える」などともいわれています。

もっとも、新しい研究結果が出てくると、今、いいといわれている脂肪も、もしかすると評価が変わってしまうことがないとはいえません。身体にいいといわれている脂肪も、そればかり使うような偏りや摂りすぎは弊害があります。

ただ、ここで私が指摘したいのは「摂らなさすぎ」の問題点です。細胞に対して脂肪がどんな働きをしているかを考えずに、単純に減らす、控えるというのは、実はかなり危険なことだからです。

オメガ3《スリー》は細胞の炎症を抑える

一般に「『脂肪』は動物性で常温で固まっているもの、『油』は植物性で液体のもの」と説明されて、「脂肪はダメだが植物性の油がいい」などといわれますが、そう単純なものではありません。

少しだけ専門的ないい方をすると、飽和脂肪酸は不飽和脂肪酸より融点が高いので、常温で固まっていることも多く、一般に常温でサラサラしているのが不飽和脂肪酸と呼ばれます。不飽和脂肪酸はオメガ3、6、9というグループに分けられます（3や6などは化学構造を示しています）。

最近、注目されているオメガ3というグループには、細胞膜を柔らかくする働きがあって、代謝を改善します。細胞の炎症を防ぐ働きがあり、さらに血液循環に働きかけて脂肪燃焼を助けたり、血圧のバランスを整えたり、血管に弾力性を与えるといった作用もあります。

シソ油、アマニ油などに含まれるα-リノレン酸や、イワシやサンマ、マグロなどいわゆる青魚に多く含まれ、「頭をよくする」といわれて話題になったDHAやEPAなどもオメガ3の仲間です。

オメガ3は加熱すると壊れるので、アマニ油などはドレッシングに使ったり、青魚は刺身やカルパッチョといった生のままで摂るのがコツです。オメガ6《シックス》のグループは、コーン油、大豆油などに多く含まれていて、神経系、心臓血管系、免疫系などとの関わりが深く、細胞の炎症反応にも関係しています。オメガ6も「いい脂肪」とされていますが、過剰に摂るとオメガ3の働きを邪魔したり、関節炎や喘息などを招くとされているので、控えめにします。オメガ6とオメガ3の割合が、4対1を超えないのが理想です。

オメガ3は青魚にたくさん含まれているので、日本人は、あまり無理しなくても理想的な比率で摂れます。欧米人は肉と魚が20対1の比率といわれているので、肉も魚も一日交代くらいで食べたくなる日本人の食習慣は、素晴らしいとしかいいようがありません。

オメガ9《ナイン》というグループには、細胞の炎症を抑える働きがあります。その代表がオリーブオイル、とくにエキストラバージンオイルです。アボカドの脂肪分にもこのオメガ9が多く含まれています。細胞の酸化予防のためには、日常的に使うことが望ましく、ショーシャ博士も、マイ・オリーブオイルを常に持ち歩いているほどです。比較的、熱には強いのですが、調理などで加熱せず、できるだけ食事からそのまま摂るほうが効果的です。パンにはバターの代わりに、エキストラバージンオイルをつけましょう。

コレステロール値が高い人はうつにならない？

サラサラした油、不飽和脂肪酸ばかり挙げたので、バターやラード、肉の脂身などに多い飽和脂肪酸は悪い脂肪なのかと思われたかもしれませんが、単純にそうだとはいいきれません。

さまざまな脂肪には、おそらくそれぞれに何かしらの機能があるはずだと私は考えています。つまり飽和脂肪酸でも、まったく摂らないのはマズいのではないかと思います。たとえば、肉類の脂身がメタボの大敵といわれるのは、飽和脂肪酸は肝臓でコレステロールの生成を促して血中コレステロール値を上げるからですが、これも程度の問題です。

総コレステロールの基準値は２０１５年まで１４０～１９９㎎/dℓとされていました。

ところが、70歳の人を15年間追跡調査した、比較的大規模な日本の研究では、一番余命が短かったのは、コレステロール値が１６９㎎/dℓ未満という一番低いグループでした。次いで正常とされるグループ、もっとも長生きするのは男性では２１９㎎/dℓまで、女性は２２０～２４９㎎/dℓという正常よりやや高めのグループだったのです。

ハワイの住民に対する調査では、たしかにコレステロール値が高い人ほど、心筋梗塞などの虚血性心疾患は多くなっていました。しかし、コレステロール値が高い人ほど、がんになりにくく、低い人ほどなりやすいという結果が出ていたのです。

もちろんこれが全面的に正しいかどうかはわかりません。ただ、欧米諸国の死因トップは虚血性心疾患で、がんが少ないのは事実です。コレステロールは免疫細胞に不可欠ですから、コレステロールの摂取によって、免疫機能を高めてがん化した細胞が押さえ込まれていると考えていいでしょう。

ちなみに、日本人間ドック学会においては、総コレステロールの基準値は２０１５年に変更され、男性は151〜254mg/dℓ、女性は年齢によって異なりますが、思秋期にあたる45〜64歳で163〜273mg/dℓになり、以前より基準は甘くなりました。

またコレステロール値が高い人のほうが、うつ病にかかりにくく、かかっても比較的早く治ります。40代以降のうつ病は、男性ホルモン・女性ホルモンのバランスが変わってくることが関係していますが、そのホルモンの原料はコレステロールです。さらに、神経伝達物質のセロトニンを脳に運ぶ役目もコレステロールが果たしているのです。

まとめると、コレステロール値が下がると、たしかに心筋梗塞のような虚血性心疾患による死亡率は下がります。しかし、自殺やがん、事故死が増えて、全体での死亡率もコレステロールの低いグループのほうが高いのです。

コレステロールには善玉のＨＤＬと、悪玉のＬＤＬがあることはよく知られていますが、これも動脈硬化や虚血性心疾患に対する観点にすぎません。

実はがんになりにくくするコレステロールも、うつになりにくくするコレステロールも、悪玉といわれるＬＤＬです。

だから私は、**動物性の脂肪も植物性の脂肪も、どちらか一方に偏るのではなく、バランスよく摂るのがもっともいいはず**だと考えているのです。

食べるときはいつもタンパク質を先に

大切なのは、**やみくもに脂肪を避けるのではなく、日頃からバランスを考えること**です。

その際、「昨日は肉を食べたから、今日はトロはやめておこう」というマイナス方向ではなく、肉を食べたのなら、なおさらトロを食べたほうがいい。あるいは脂の乗ったカツオを食べるとか、肉の脂肪を魚の脂肪で中和させるようなプラス方向でバランスを考えることが大事です。

肉やバターなどの動物性の脂肪を摂ったのなら、オリーブオイルも摂ろうといった、それぞれのデメリットを打ち消す「中和」のイメージを持ちましょう。

もしそれでカロリーが高すぎると思えば、炭水化物を減らせばいいわけです。炭水化物の中で、とくに気をつけたいのが白砂糖（精製された砂糖）です。白砂糖はカロリーが高いばかりで、身体を作ったり細胞を酸化から守ったりするような栄養素をまったく含んでいません。とくに清涼飲料水には、びっくりするくらい大量に含まれているので気をつけてください。

白砂糖に限らず、精製された炭水化物（精白小麦粉で作ったパン、精白米など）は、「インスリン抵抗性」を上げてしまうので、太りやすい身体になります。

どういうことか説明しましょう。

インスリンというのは、膵臓《すいぞう》から分泌されるホルモンの一種で、糖を取り入れてエネルギーに変えるため、細胞の鍵を開ける働きをしています。普通なら、食事によって血液中の血糖値が高くなるとインスリンが分泌され、細胞のインスリン感知センサーが働いて鍵が開き、糖が取り込まれます。この結果、血糖値は下がります。

インスリン抵抗性とは、このセンサーの働きが悪くなった状態です。インスリンが分泌されても、細胞に糖が取り込まれないので、膵臓はさらにインスリンを分泌します。インスリン過剰のために身体が糖をほしがるために、さらに食べることになり、余った糖は肝臓で脂肪へと変えられて肥満の原因になるのです。血糖値も下がりませんから、糖尿病の発病につながります。

つまり肥満は、単にカロリーだけが問題なのではありません。代謝という連鎖している身体の仕組みに、問題が起こった結果と考えられています。

代謝の仕組みを考えると、食べ物の種類でバランスをとることに加えて、食べる順番も大切なのだとわかります。

私の勧める「ショーシャ式」では、**「食べるときはいつもタンパク質が先」**です。肉や魚、大豆製品などタンパク質から食べるようにします。タンパク質から食べて、その後からパンやご飯、最後にデザートという流れだと、血糖値が緩やかに上がるので、内臓に負担が少なります。

反対に食べ始めに炭水化物を摂ると血糖値が一気に上がり、しかもインスリンが大量に分泌されるので、食欲が増して満腹感が得にくくなります。内臓の負担が大きいので、細胞の炎症も引き起こされて老化を促進してしまうのです。

臓器の活動リズムに合った食事を

臓器にはそれぞれに活動している時間帯と休んでいる時間帯とがあります。

胃、肝臓、膵臓、腎臓は、みんな消化に関係する臓器ですが、それぞれ活発に働く時間帯が違うのです。ですから、**それぞれの臓器の活動リズムに合ったものを食べれば内臓の負担が少なく、細胞の炎症も少なくて済む、老化も抑えられる**――というのが、ショーシャ博士の提唱する「タイムリー・ニュートリション」の基本的な考え方です。

具体的には、以下のような食べ方になります。

●朝食（7〜9時）

朝は肝臓が活発になっていく時間帯で、脂肪の代謝とタンパク質の合成が、午前11時ごろのピークに向けて高まっていきます。だから、朝食では一日のエネルギーの元になる脂肪と、新しい細胞の材料となるタンパク質を摂るようにします。

良質な脂肪とタンパク質が豊富な卵、魚、鶏肉などに加え、エネルギーを効率よく燃焼させるために、ご飯一膳くらいの少量の炭水化物と、抗酸化物質を含む野菜も食べましょう。

たとえば、焼き魚、卵料理、ご飯、野菜入りの味噌汁といった日本の伝統的な朝食メニュー。ショーシャ博士は「世界一の朝食」といって絶賛しています。

朝食を甘い菓子パンと砂糖を入れたコーヒーで済ませている人もいるかもしれません。でも、実はこれがもっとも内臓に負担をかけるメニューです。朝は膵臓が不活発なので、糖を分解するインスリンの分泌が十分ではありません。膵臓の負担が大きくなって細胞に炎症が起きる原因となります。

コーヒーはブラックで飲むのがいいのですが、お茶はさらにいい。お茶に含まれるポリフェノールの一種、カテキンは抗酸化作用が強いからです。

●昼食（12〜14時）

肝臓の代謝機能が高まっている時間だから、やはりタンパク質をメインにするとともに、しっかりと野菜を摂りましょう。とくにビタミン類や酵素も豊富な生野菜は、代謝のサイクルを円滑にします。昼食にサラダをたくさん食べるのは合理的です。

ドレッシングはエキストラバージンオリーブオイルを使うこと。少量の炭水化物も効率のよいエネルギー代謝のために必要です。

●間食（16〜17時）

ショーシャ博士は、血糖値の急増・急減を避けるために、間食を導入して一回あたりの量を減らすことを勧めています。この時間帯は、膵臓の代謝が活発になってインスリンの分泌がピークになるので、甘いものを食べてもいいタイミングです。

お勧めなのは抗酸化作用のあるカカオの割合の高い（70％以上）ブラックチョコレ

ートや、果物です。糖を処理するのに膵臓の負担が少ないから、甘いものを食べても太りにくいのですが、何を食べてもいい、いくら食べてもいいというわけではないので、念のため。

●夕食（19～21時）

肝臓の代謝機能が下がっている時間帯なので、肉類の動物性脂肪は控えます。豪華なディナーのコースというのは、臓器の負担が大きいのです。また膵臓も不活発になっているため、砂糖や炭水化物、果物を控えることが望ましいでしょう。ただし脂の乗った魚やエキストラバージンオリーブオイルといった、良質な脂肪は問題ありません。

夜、代謝機能が高まってくるのは腎臓です。水分を多めに摂って、日中、肝臓や膵臓で代謝された老廃物を、排泄に向け円滑に処理を進められるようにしましょう。

ホルモンを活性化する食品

毎日の食事はホルモンの分泌にも大きな影響を与えます。ホルモンバランスが崩れてくる思秋期に、ホルモンを活性化する食品を以下に挙げてみます。

●肉類

前述した通り、アミノ酸が多く含まれた良質なタンパク質が欠かせません。植物性のタンパク質が中心では、不足するアミノ酸も出てくるので、ベジタリアンでは十分にホルモンを活性化するのは難しいのです。牛ロース肉、鶏胸肉、卵、牛乳、アジ、サケなどをきちんと摂ることが基本です。

●牡蠣《かき》

男性ホルモンに必須で、アメリカでは「セックスミネラル」の異名もある亜鉛を豊富に含んでいます。亜鉛はテストステロンの合成に働きかける酵素に関わっているので、思秋期に不足するとホルモンバランスの乱れを助長します。

一般に、「R」のつかない月（May・5月～August・8月）は牡蠣を食べるなといわれていますが、これは18世紀にパリでいわれ始めたようです。冷蔵保存ができなかった当時、海からパリまで運ぶ間に、傷んで食中毒がよく発生したらしく、禁令が出たことが始まりだそうです。日本ではこの時期が牡蠣の産卵期に当たるので、多くの産地で出荷されていませんが、夏牡蠣や岩牡蠣などは夏場でも食べられます。

ちなみに亜鉛は牡蠣のほか、豚や鶏のレバー、小麦胚芽などに多く含まれています。

●アーモンドなどのナッツ類

強い抗酸化作用のほか、末梢血管を広げ血行をよくする働きがあり、脳内の血行をよくして、ホルモン分泌の司令塔である視床下部の働きを活発化させるビタミンEを豊富に含みます。また、ビタミンEは、男性ホルモンなどのステロイドホルモンの代謝にも関係しています。うなぎの蒲焼きや肝、オイルサーディンやアーモンド、サフラワー油などもビタミンEを豊富に含んでいます。

●**アボカド**

オメガ9の不飽和脂肪酸（149ページ参照）が豊富で、細胞の炎症を抑える働きがあるほか、ビタミンE、マグネシウム、カリウム、葉酸などを含み、男性ホルモン・女性ホルモンを活性化してバランスを維持する効果も期待されます。

アボカドとマグロの組み合わせは、オメガ3とオメガ9の脂肪を摂ることができるので、思秋期の食卓にマッチする一品といえるでしょう。

●**ザクロ**

抗酸化作用のあるアントシアニンなど、ポリフェノール類のほか、ビタミンCを豊富に含みます。また、女性ホルモンと同じ構造を持つエストロゲンやエストラジオールが含まれており、女性の更年期障害の改善、動脈硬化や骨粗鬆症の予防に効果があるようです。

●**大豆**

豆腐や納豆、豆乳など大豆から作られる食品には、ポリフェノールの一種である大豆イソフラボンが多く含まれています。女性ホルモンとよく似た働きをするとされるので、思秋期の女性にはとくにお勧めです。

●ニンニク

古代エジプトで、ピラミッド建設の労働者に与えられていたくらい、強精作用のある食品として昔から知られてきました。

男性ホルモン（テストステロン）の分泌を増やすことが認められており、この作用はタンパク質と一緒に摂ることでさらに促進されて、分泌量も増加します。ビタミンB1が豊富な豚肉は、ニンニクと相性の良い食品です。

豚肉に限らず、肉類と一緒に食べることで活力が湧いてきます。スタミナがつくといわれてきたことには根拠があったわけです。

●タマネギ

成分の含硫アミノ酸にテストステロンを増やす作用があります。

切った状態で時間が経つと、タマネギ自体の持つ酵素（アリナーゼ）が働いて、分解されてしまうので、切ったら早く食卓に乗せること。この酵素は熱に弱いので、切ってすぐに加熱することで、少しでも多く含硫アミノ酸が摂取できそうです。

抗酸化作用の高いサプリメントを摂ろう

日頃から抗酸化作用のある食べ物を摂っていると、老化のスピードを遅らせることができます。

「わかっているけれど、外食がちで、なかなか思うように抗酸化物質を摂れません」という人もいるでしょう。こうした場合は、サプリメントで補うことも必要です。

とくに**思秋期からは、サプリメントを活用してほしいと思います。自分の体内で抗酸化物質を作る能力が、年齢を重ねてくると衰えていくから**です。これは欧米でも当たり前になっています。

抗酸化作用の高いサプリメントとしてショーシャ博士が推奨しているものを以下に

挙げます。

●ビタミンE（細胞の酸化を予防）
●βカロテン／ビタミンA（発がん性物質を破壊）
●セレン（フリーラジカルを除去）
●ビタミンC（体内の酵素の活性化）
●グリソディン（抗酸化酵素を豊富に含む）

最後に挙げたグリソディンというのは、メロンから抽出したエキスを小麦タンパクで包んで吸収しやすくしたもので、薬局や通販で購入できます。

これらは誰にでもお勧めできる老化予防のサプリメントですが、もっと本格的にアンチエイジングに取り組みたい人向けの対策もあります。

尿検査をすると、それに含まれる代謝物資から何が不足しているかがわかるので、それをサプリメントで補っていくという、いわばオーダーメイドのアンチエイジング法です。ショーシャ博士は、誰にでも勧められる老化予防を唱えるとともに、こうした個別の手法を研究、実践して、一人ひとり確実な効果や実績を上げているわけです。

私も検査を受けたところ、マグネシウム、ビタミンB6、カルニチン、αリポ酸などが不足していました。私の普段の食事からは、これらを十分に摂るのは難しいようなので、日常的にサプリメントで補うようにしています。

いま注目のサプリメント「カンカ」とは

私が最近、思秋期のサプリメントとして注目しているのが「カンカ」です。

日常の食事ではなかなか摂れない栄養素や抗酸化物質を手軽に補えるのがサプリメントのいいところですが、種類が多いので「どれを選べばいいかわからない」「とにかくたくさん飲んでいる」という方も多いと思います。**カンカはとくに思秋期に必要になる成分が豊富**な点で、お勧めできると思っています。

主な有効成分は、強い抗酸化作用を持つアクテオシドと、免疫力を高めるエキナコシドです。

アクテオシドは、ポリフェノールの一種です。よくテレビなどで紹介されている赤ワインに含まれるレスベラトロールは抗酸化成分の代表格ですが、なんとその15倍もの高い抗酸化力を、アクテオシドが持っています。一方、エキナコシドは、免疫力を高める作用が非常に強く、風邪の予防にも役立ち、さらには抗菌、抗老化作用などもあることが知られています。このほかにも、免疫力を高めるアルカノイド、強い抗酸化力を持つフラボノイド類なども豊富です。

日本においてカンカは、男性ホルモン低下に伴うさまざまな症状を改善する点から、これまで男性のサプリとして人気を得ています。しかし、私はあえて女性におすすめしたいサプリメントだと感じています。とくに女性の思秋期には、ホルモン分泌の低下に伴うほてり、発汗、手足の冷え、動悸、息切れ、不眠、めまい、耳鳴りなどの更年期障害と呼ばれる症状が出やすくなります。カンカには、ホルモンバランスの調整や、女性ホルモンの分泌を促進する働きがあるので、更年期障害の予防や改善にも効果があり、実際これらはヒト臨床試験でも確認されています。そのほか、不妊症の改善にも効果があることがわかっています。

また、神経系に対する作用として、脳内の神経伝達物質であるドーパミンなどが増え、脳の働きが活発になることも判明しています。物忘れや記憶力、集中力の低下を防ぎ、意欲を向上させる働きから、認知障害の改善や予防といった面も期待できそうです。

免疫力を高めることで風邪を引きにくくなるとか、便秘解消、疲れやすい体質を改善する滋養強壮といった効果も報告されています。

滋養強壮というのは医学用語ではありませんが、東洋医学的な見方をすれば、体内のバランスを整えて自然治癒力を高め、病気予防や老化を遅らせるといった意味合いです。カンカに含まれるさまざまな成分が単独、あるいは相乗的に作用して、思秋期に望ましい効果を発揮します。

カンカという植物を初めて知ったという方もいるかもしれませんが、漢方調剤用の生薬として厚生労働省が認可している医薬品「ニクジュヨウ」と同属の植物で、日本では養命酒やユンケル、ゼナなどのドリンク剤にも配合されています。昔から我々にも親しまれている生薬のひとつです。

カンカはとてもユニークな植物で、日本がすっぽり収まってしまうほどの広さを持つタクラマカン砂漠の砂の中で育ちます。現地の「ホータン」ではこの砂漠で育つ植物を「砂漠ニンジン」と呼び、昔から珍重されてきました。

「ホータン」はタクラマカン砂漠の南部にあり、驚くことに百歳を超えても元気に暮らすお年寄りがたくさんいます。さらには、認知症や寝たきりなど病気になる人がほとんどいない。これに関心を持った世界の研究者が調査したところ、長寿の秘密にカンカが関連していることがわかってきたのです。

この地では昔から、カンカを薄く切って羊肉と煮込んだり、お酒に漬け込んだり、お茶にして飲んだりするなど、常食してきたようです。

今日では、世界中でこのカンカについて研究が行われており、主な有効成分のアクテオシドとエキナコシドには、さまざまな薬理作用が確認され、すでに医薬品として承認されている国もあります。

多くの実験によって、カンカには取り立てて副作用のないことも確認されている安全な素材なので紹介してみましたが、「それはすごい！」と感心する人もいる一方で、「本当にそんなにたくさん、効果があるのかな」と思う人もいるかもしれません。

ただ私は、思秋期には積極的にいろいろなことを試したほうがいいと思っています。なぜ老化するのか、その現象そのものが解明されていないのだから、「いい」と経験的にいわれてきたことには一定の理由が将来見つかる可能性が高いはずです。とくに長寿地域の食習慣など、長年の経験則には見るべきものがあると考えるからです。

カンカが思秋期のサプリメントとして大きな選択肢になるのではないでしょうか。

思秋期向けのサプリ
カンカ

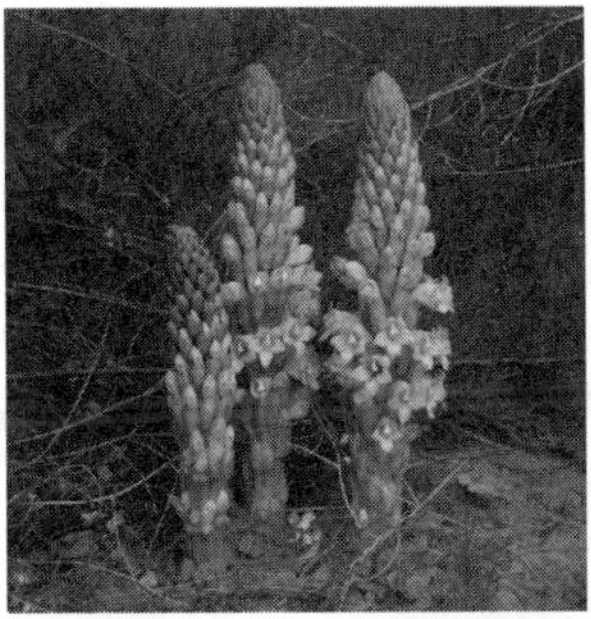

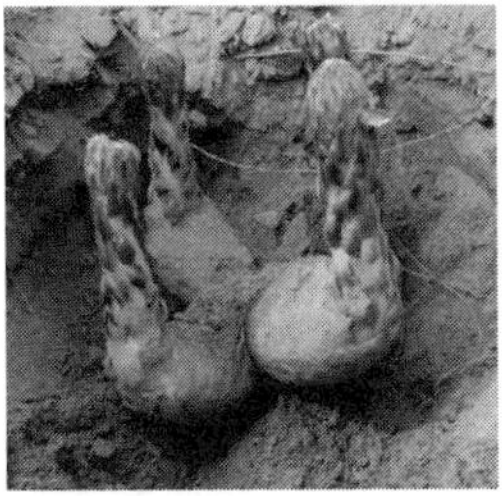

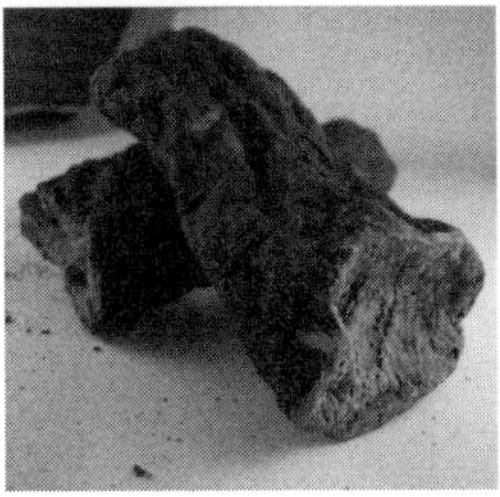

世界的な大砂漠・タクラマカン砂漠に咲くカンカの白い花（写真上）。
昼夜の寒暖差が30度を超える過酷な環境のこの地では、シルクロードの時代から、カンカが秘蔵食材として珍重されてきた。昔からカンカを常食とするこの地は、長寿率が沖縄の3倍以上もあるそう。
下段2つの写真は、地中深くにあるカンカを掘り出し、乾燥させたもの。

［資料提供］株式会社栄進商事　http://www.eishin-corp.com

第5章

実践編

思秋期を賢く乗り切る
運動・生活習慣から最新医療まで

生活習慣でセロトニンを増やしてうつを防ごう

思秋期に、メタボなどよりずっと大敵なのがうつ病です。

第1章で述べたように、40代以降、ホルモンバランスが変わることで、この病気になりやすくなっています。しかも仕事でも家庭でもストレスの重なる時期でもあり、案外簡単にうつ病になってしまうのです。

うつ病の発症に大きく関係しているとされるのが、神経伝達物質のひとつ、セロトニンの不足。セロトニンは、不安や緊張に関わるノルアドレナリンや、快感ややる気に関係するドーパミンをコントロールしているので、不足すると心のバランスがとりにくくなってしまうのです。

セロトニンが作られるのは、脳幹の真ん中にある「縫線核《ほうせんかく》」という部分です。ところがこの縫線核は、現代のライフスタイルでは弱りやすいのです。

長時間、室内でずっと座りっぱなしでパソコンに向かって仕事をする、同じ姿勢をとり続ける、夜ふかしが多く、昼夜逆転した生活など、心当たりのある人は多いのではないでしょうか。縫線核を弱らせてしまうのが、まさにこんなライフスタイルです。ずっとデスクワークをしている人なら、日中、ちょっと外出して歩くだけで、すごく気持ちよく感じるのではないでしょうか。

これは、日光を浴びてリズムを保って歩くことで縫線核が活性化されるから。セロトニンが放出されて「気持ちがいい！」と感じるのです。

縫線核がある脳幹は、人間の脳では一番奥底に位置している部分で、呼吸したり心臓を動かしたり、自律神経など生命を維持していく役割を持っています。動物として進化してきた長い時間の中で、初期から存在している古い脳です。

パソコンやスマホに囲まれて、昼も夜も関係なく活動する現代人ですが、脳の性質は大昔から変わっていないことも配慮しなくてはいけません。

昼休みに日光浴しながら散歩をする、早起きして朝の散歩をするなど、少しの努力でセロトニンを増やすことができます。日焼けするほど、日光を浴びる必要はありません。週に3回以上、1日に10分くらいが目安で、日焼け止めを塗っていても効果があります。日光を浴びることで、睡眠と深く関わっているメラトニンという物質が増えるので、睡眠の質もよくなります。

リズミカルな動きも縫線核を刺激してセロトニンを増やすので、食事のときにはリズムよく咀嚼することや、昼間、体操などで適度に身体を動かすことも効果的です。

セロトニンは必須アミノ酸のひとつであるトリプトファンから作られるので、これが多く含まれる肉や卵などを、朝食できちんと摂っていることが前提となります。

前章で説明したショーシャ博士の「タイムリー・ニュートリション」でも、朝食でタンパク質を摂ることを勧めていましたが、セロトニンの材料を摂るという意味からも、非常に理に適っています。

室内に引きこもって青白くなっている人であれ運動不足であれ、若いころなら比較的、害が少ないのですが、年を重ねるほどダメージが大きくなります。

**思秋期になれば、太陽の光に当たったほうがいいし、歩いたり運動したりすること
が欠かせません。意識して、生活習慣に取り入れていくこと**がこの時期のポイントで
す。

過度の有酸素運動はかえって害になる

運動をすると、酸素をたくさん含んだ血液が筋肉や臓器に供給されて、全身の細胞が生き生きしてきます。

定期的に運動していると、心臓はより力強く、少ない収縮で十分な血液を送れるようになりますし、肺が酸素を取り込む力も向上します。逆に運動していないと、こうした基本的な機能も低下してしまいます。身体は使い続けていないと衰えるので、生活習慣に運動を取り入れるメリットはとても大きいものです。

とはいうものの、「運動は苦手」「スポーツは嫌い」という人もいるでしょう。

かくいう私も、子どものころからスポーツが苦手で、よくいじめられました。走るのも嫌いだし、ボール投げや逆上がりなんてとんでもない。ろくな思い出はありません。

でも、ここでいう運動とは、学校の体育とか会社や地域のソフトボール大会などとはまったく違い、「身体を動かすこと」です。通勤のとき、週に何回かは一駅手前で降りて少し長く歩くとか、エレベーターをできるだけ使わずに階段を使うとか、ときどき自転車通勤してみるとか、生活習慣の中でどう身体を動かすかを考えることです。

そういうと、ジョギングやウォーキングを思い浮かべるかもしれません。最近はランニングが大ブームで、フルマラソンに挑戦する人もたくさんいます。東京では皇居の周回路を大勢のランナーが毎日、朝から晩まで走っています。

ところが、こうした呼吸が荒くなるような運動は、フリーラジカルの一種、活性酸素を体内で大量に作り出してしまうので、アンチエイジングの観点からは好ましくありません。

ショーシャ博士は、「**身体をいたわりつつ、適度に行うことで、70～80歳まで続けることができる運動**」として、ウォーキング、ジョギング、サイクリング、水泳を勧めています。

忘れてはいけないのは「身体をいたわりつつ、適度に行う」というところ。人と競ったり、自分の記録を更新しようとして頑張りすぎては、逆効果になりかねません。

さらに運動する人はビタミンE、C、セレン、βカロテン（ビタミンA）をサプリメントからも摂ることも推奨しています。いずれも抗酸化物質で、フリーラジカルの除去や免疫系の活性化に効果があるからです。

運動嫌いの人におすすめ

医師として、活性酸素の弊害がずっと気になっていたのですが、最近、呼吸のコントロールが大事な要素になっている運動に出合いました。

中国武術が源流の健康法、太極拳です。英語圏では「TAI CHI（タイチ）」の名称で知られているらしく、世界140か国以上で1億人以上の愛好者がいるそうです。

私が通い始めた「タイチスタジオ」という太極拳専門スタジオは、銀座歌舞伎座の目の前にあります（註：現在は閉店）。一般的な太極拳教室のイメージと違って、とてもお洒落で、活気溢れる若い中国人、日本人チャンピオンのインストラクターが何人もいます。ゆっくりとした動作や深い呼吸が特長で、息が上がることなく、身体を動かし続けることができました。

呼吸は鼻からゆっくりと吸う逆腹式呼吸で、動作に合わせてできるだけ呼吸を止めないのがポイントです。有酸素運動でありながら、息が上がらないので、活性酸素の発生も最小限に抑えられます。

太極拳の基本姿勢は、軽いスクワットのような状態で、下半身を無理なく動かすので、足腰の強化にはもってこいのエクササイズです。深い呼吸に合わせて、この基本の姿勢を保つだけで、10分もせずに汗ばむほど、しっかりとした運動になっているという実感があります。

1時間行ったときの消費カロリーは、ほぼジョギング1時間に匹敵するとのこと。さらに足の筋肉を使うことで血管が収縮し、リンパマッサージ、血管マッサージ効果も期待でき、気や血の巡りを整えてくれるそうです。

ハーバード大学医学部のホームページには、タイチの医療効果として「太極拳は動く医薬」と紹介されているほどです。

太極拳にはいろいろな流派があり、目的や効果も多少異なるようですが、ダイエット効果のほか、美容・アンチエイジング効果、ストレス解消などが挙げられています。日頃から運動などしたことのない私も、見よう見まねながら自分のペースでゆっくりと始めることができ、まるで温泉に入ったかのような血液の循環を実感できました。

思秋期の身体も新陳代謝が上がって血液循環がよくなるので、冷え性や肩こり、眠りが浅いといった体調改善が期待できます。中途覚醒で悩んで、抗うつ剤を処方され

太極拳で
アンチエイジング

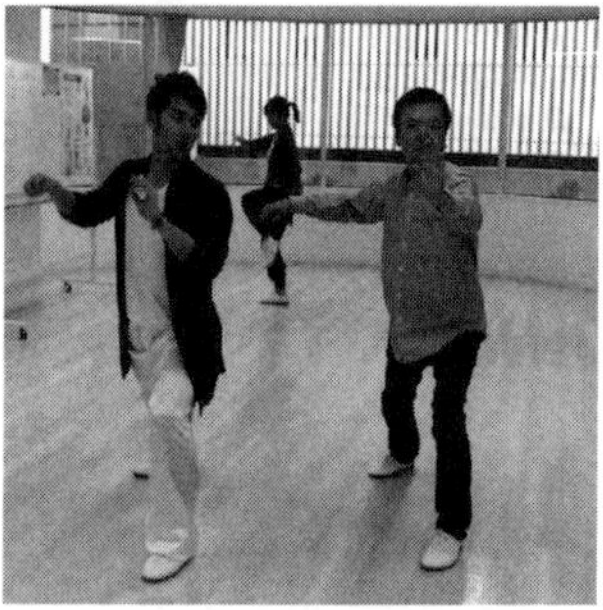

インストラクターの市来崎大祐さん（左）から指導を受ける著者。ゆっくりした動きでありながら、体幹が鍛えられ、内臓の動きもよくなる。

ていた人が、太極拳に通うようになって「ゴミを出すのを忘れるくらい熟睡できた。薬も必要なくなった」という例もありました。太極拳は運動嫌いの人、身体を動かす習慣のなかった思秋期の人にお勧めです。運動をろくにしない私も、気持ちよく感じられて、続けたいと思ったほどですから。

「がまん」も「頑張りすぎ」も老化を促進する

有酸素運動（エアロビクス）が盛んになったのは、1970年代に、健康医学やスポーツ医学の先進国・アメリカで発信されてからのこと。

アメリカは、死因のトップを心筋梗塞が占めてきた肥満大国なので「体脂肪を減少させること＝健康」とされ、脂肪を燃焼させる有酸素運動がもてはやされたのです。

ところが、近年は「有酸素運動のやりすぎはマズい」ことがわかっています。「1週間に2000〜3000kcal消費する有酸素運動をする人では、心筋梗塞の罹患率が半減する」という疫学的データがあります。だから「有酸素運動は健康にいい」と考えられてきたわけですが、これより運動量が多くなると心筋梗塞の罹患率が上がることもわかっています。さらに平均余命が短くなっているデータもありました。

その理由は、過度の有酸素運動によって活性酸素が作られてしまうこと。使った酸素の2～5％が活性酸素になるのですが、これがタンパク質、細胞膜、遺伝子など、触れるものを酸化して壊してしまうのです。結果として老化を進めたり、がん化を助長してしまうのだと考えられています。

走るほどに心肺機能が上がり、タイムがよくなってきたりすると、つい頑張りすぎることになりますが、同時に活性酸素も大量に発生しているのです。

たしかに運動は必要ですが、健康のためには「やりすぎない」ことがもっとも大切です。とくに思秋期以降の運動は、やせることを目的にしてはいけません。

活性酸素の問題に加えて、栄養不足に陥ることが少なくないからです。

賢い人ほど「運動不足で太ったのだから、運動してやせよう」と考えます。これはとても健全です。「食べないでやせる」とか「○○だけでやせる」などより、ずっと真っ当な考え方です。

でも、運動するなら、しっかりとタンパク質や脂肪、酵素、ビタミン類といった必要な栄養素を摂っていないと、「やせる」ではなく「やつれる」になってしまいます。

とくに真面目な人がカロリーだけに目を向けてしまうと、お腹が空くのもガマンして頑張ってしまいやすいのですが、そうするとタンパク質や脂肪、酵素、ビタミン類といった必要な栄養素が足りなくなります。

栄養不足であれ活性酸素であれ、若い人よりも年を重ねてくると、その弊害が大きくなると何度か述べてきました。

思秋期のがまんや頑張りすぎは、健康増進よりも老化促進になりかねません。「とにかく運動すればいい」とか「ランニングはブームだから身体にいいのだろう」というものではないことを覚えておきましょう。

性的なコミュニケーションも重要

話は一転しますが、思秋期は体内のホルモン環境の変転期なので、男女ともに更年期障害に悩む人も出てきます。

枯渇してきたホルモンを補ってやると、つらい症状は改善するわけですが、副次的に肌や髪のハリやツヤがよくなるなど、「見た目」が若返るという効果もあります。

さらに性欲減退や性器の萎縮に対する効果が得られることも大きなメリットです。事実、ホルモン補充療法を受ける女性には、性生活の改善のためという人も少なくありません。

産婦人科の女医さんに聞くと、60代くらいで閉経後の患者さんのうち2～3割くらいは日常的にセックスしていて、70代、80代でも行為のある人がいるそうです。そうした女性はやはり見た目も若く、充実した感じがするといいます。

生活の質（QOL）を考える上で、セックスを無視することはできません。

もちろん若いころと同じようなセックスはできないので、潤滑をよくするためにゼリーやローションを使うとか、挿入以外のコミュニケーションを重視するなどして、お互いに満足できるよう工夫していくことが大切ですが、性的なコミュニケーションは想像以上に重要です。

いつまでも若さを保っていられる人とは、いつまでも異性への思いを失わない人でしょう。一方で、我が国では「中高年になればセックスなどしないもの」「いつまでも性欲が枯れないのはおかしい」くらいに思われてきたのも事実。

そのためか、日本ではセックスレスの夫婦が全体の四割にも達するといわれるほど、性的に淡泊な国になってしまったようです。セックスや異性への興味がなくなったわけではなく、「今さら、そんな機会もない」という人が多いようにも思えます（中には「家庭に持ち込まない」という人もいるでしょうが……）。

しかし**思秋期（更年期）は、しばらく途絶えていた性生活の復活を図るチャンス**にもなります。

たとえば、更年期のつらい症状を緩和させるため、お互いの身体をマッサージして触れあう習慣を作るところから始めて、対話する時間を増やしていくこともできるでしょう。そこから自然にセックスへとつながっていくことになれば好都合です。

身体の変化を口実に、相手に「もっとこうしてほしい」と要望を伝えるのもいいでしょう。更年期は大きな変化が起こる時期だからこそ、要望も口にしやすい。性生活を復活させやすい時期だともいえます。

産婦人科医で、ベストセラーとなった『女医が教える本当に気持ちのいいセックス』の著者、宋美玄さんも「更年期は新たな性を組み立てるチャンス」と主張しています。女性も乾きがちになって、セックスに拒否的になってしまう時期ですが、宋さんが「もっとゼリーを使うべき」といっているような発想はとても大事でしょう。

40代でＥＤ（勃起不全）になる人が増えているともいわれます。そんなとき、シアリスのような薬を使うのは「反則」だと思われがちですが、私は悪いことではないと思っています。最初、有名になったのはバイアグラですが、効いている時間が5〜6時間と短いので、もっと長時間（24〜36時間）有効なシアリスがよく使われています。実は、この薬はもともと狭心症の薬（血管を拡張させる薬）として開発されたもので、血管の若返り効果も認められています。

性をタブー視すると老化が進む

老人ホームなどで、すっかり枯れてしまったおじいちゃんでも、意中のおばあちゃんができると、頭も身体もシャキッとしてくることはよく知られています。

ヨボヨボになっているおばあちゃんも、ちゃんとお化粧してあげると、それだけで元気になって生き生きしてくる。**人間はいくつになっても「枯れない」**のです。

思秋期、アンチエイジングを考える年代にとって、性的なことを遠ざけているのは、かえって老化を進める結果につながります。

不倫や浮気はいいことだとはいえませんが、私は、それぞれが自分の裁量と責任でする限りにおいて、絶対悪として否定すべきことだとも思っていません。

昔の日本には性に対して鷹揚な文化があって、男性も女性も、欲望は自然なものだと認められてきました。女性の性が抑圧される傾向にあったのは、武家社会だけだったとされています。

農村では、夜這いや祭りのときのフリーセックスなど、各地で普通に行われていました。江戸文化研究者で法政大学元総長、同大学名誉教授の田中優子さんによると、そうした際には女性から誘うことも珍しいことではなかったといいます。

最近、各地で浮世絵展が催されて話題になりましたが、江戸時代は男女のセックスを描いた浮世絵が大量に刷られて流通し、人々はそれを見て楽しんでいたわけです。

昔の日本人は、現代人が想像するよりずっと性を謳歌してきました。

それが「悪いこと」になるのは、明治時代に欧米からキリスト教的な価値観が入ってきてからです。キリスト教では「セックスは子どもを作るためであり、快楽のために行うべきではない」と説いています。性行為は夫婦間のみ、処女性重視、夜這いなどとんでもない、男色などあってはならない、などと厳しく戒めているのです。

カトリックでは今も中絶を固く禁じていて、アメリカ大統領選挙では、毎回、争点のひとつになっていることをご存じの方も多いのではないでしょうか。

今の日本で〝伝統〟と称するものは、明治時代に人為的に〝でっちあげられた〟ものが多いのですが、性にまつわるタブーも、女性にだけ格別な貞淑さを求めてきたのも、〝でっちあげ〟の典型です。ほんの少し昔に遡ると、そんなものは常識でも何でもなかったのですから。

とはいえ、SNSなどが普及したネット社会の現代、あまり軽はずみなセックスには、病気や妊娠のリスクのほか、リベンジポルノのような新たな問題も生まれているので勧められませんが、あまり四角四面に考えるのも、息苦しくてストレスの多い社会になりかねません。性をタブー視して遠ざけるのは、生きる力を弱らせて、老化を進めます。

明治期以降の日本では、性的なものがタブー視されすぎてきたのは事実です。

中高年の男性がアダルトビデオや官能小説に興味を示したりすると、あからさまに軽蔑されたり、気持ち悪がられたりします。しかし、こうしたポルノグラフィも他人を不愉快にさせるなどして迷惑をかけない限り、否定すべきものではありません。

性にまつわるタブーにとらわれて、あまりに潔癖になったり、恥ずかしがったりしているのは「常識」に絡め取られているからでしょう。脳も感情も思考も老化して、硬くなっている可能性があります。

脳卒中が減ったのは肉を食べるようになったから

思秋期のセックスは、性的なコミュニケーションをすることに意味があります。一緒にベッドに入ってお互いに触れあえばそれでいい。

それなのに、「する」以上は濡れねばならぬとか、勃たねばならないと思ってしまうところにも問題があります。日本人的ということなのでしょうが、何をするにしても、「かくあるべし思考」がつきまといます。

私がこの本でいいたいのは、**思秋期はもっと自由な生き方や考え方をしたほうがいい**、ということです。もっとチャレンジングになったほうがいい。

漢方、サプリも反則ではありません。今まで、地味なグレーや紺の服しか着てこなかったという人なら、赤い服を着てみるといったことからでもいいのです。赤い色には男性ホルモンの分泌を増やす作用も知られています。

老化予防になるということなら（あまり怪しいものは避けるとして）、どんなことも試してみようという好奇心や行動力があったほうがいいのです。

ホルモン補充療法の普及率が日本ではかなり低く、日本人は損をしているという例を第2章で挙げましたが、一度信じ込んでしまったイメージから離れられないのです。

でも、古い常識は変わります。昔は正しいとされていた理論が、今では間違いになったこともたくさんあります。あるいは、もともと間違っていた理論が、そのまま信じられているという例もあります。

前章で触れた「バターよりマーガリンのほうが身体にいい」など、前者の典型ですし、後者で根強いのは「肉は減らして野菜を食べたほうがいい」という〝常識〟です。

日本で脳卒中が減ったのは、血圧の薬のおかげとか、減塩運動のおかげだと信じている人が多いのですが、本当の理由は日本人が肉を食べるようになったからです。日本人の肉の消費量と、脳卒中の減少には明らかな相関があります。

昭和40年代までは、血圧160㎜Hgくらいまでの人が、かなり脳卒中で死んでいました。これは肉を食べなかったからです。肉を食べないと、血管はタンパク質が不足した状態ですから、昔の粗悪タイヤと同じで破れやすいわけです。肉を食べるようになって、日本人の血管は丈夫になりました。今、血圧が200㎜Hgを超えても血管はそう簡単には破れません。

もちろん、血圧が高い状態を放っておくと、動脈硬化から心臓疾患や脳血管障害、腎臓疾患など、いろいろな問題が出てきますが、少なくとも昔と比べて脳卒中が減ったのは、薬や医学の進歩というより、肉を食べるようになったという理由が大きいのです。

病院がなくなって市民が健康になった夕張市

もうひとつ〝常識〟とかけ離れたおもしろい話が「夕張パラドックス」です。

２００７年、北海道の夕張市が財政破綻して、市民病院が閉鎖になって小さな診療所になりました。ＣＴやＭＲＩといった高度で高価な医療機器もなくなりました。しかも、病院に行くまでの無料のバス券が廃止になり、市民は簡単に病院に行けなくなりました。

その結果、どうなったかというと、死亡率も、医療費も、救急車の出動回数も、みんな下がったわけです。

その理由としては、「病院がなくなった。簡単には医者にかかれないから健康に気をつけよう」という啓蒙運動が成功して生活習慣を改善したこととともに、「薬を飲まなくなった」ことが大きいと思います。

ともあれ、病院がなくなって、かえって健康状態がよくなったのです。「病院があれば安心だ」「病気になっても医者にかかれば治る。薬を飲めば治る」といった〝常識〟が、いかにインチキであるかが白日の下になったのでした。

そうすると当然、「薬を減らしたほうが長生きできるのではないか?」という疑問が湧いてきますが、そのことを検証したり研究したりするような大規模な長期フォローの研究は、国から給料も研究費ももらい、スタッフも豊富な大学病院の教授たちを含め、誰もしていないのが現状です。

今、医療の現場では、どのような治療を受けるか、患者さんが納得して決める「自己決定医療」が重視されるようになりました。どんな方針で、どんな薬を使って治療していくか、ていねいな医者はいくつかの選択肢を提示して説明するなどしていますが、「本当に、その薬は飲まないといけないのか」という大前提には誰も答えられないのです。

たとえば、「この薬を飲んで血圧を下げて、塩分も減らしていたら30年は生きられます。飲まずに好き勝手にやっていると、あと3年しか生きられませんよ」といった、エビデンス（客観的な証拠）の揃っている薬はありません。

ひょっとしたら、がまんしていた人が損をしている可能性もあるわけです。

数年前、高血圧治療薬「ディオバン」の臨床データを、メーカーの元社員が改竄《かいざん》して宣伝に使っていたことが明らかになって、逮捕者まで出た事件がありました。

海外で実績があり、評価の高い薬なのですが、日本国内での臨床研究では、ディオバンの効果がはっきりしなかったので、データを操作したのです。心筋梗塞の多い欧米人と違って、日本人の食生活では、この薬を飲んでも将来心臓病にかかる率に差が出ない、要するに飲んでも飲まなくても関係なかったわけです。

何がいいたいかというと、過去の経験や、他人からいわれた〝常識〟を信じ込んでいてはいけない、ということです。

思秋期においては、とくに心に留めておいてほしいと思います。新しいことが受け入れられず、頑固になるのは、前頭葉の機能が衰えてきた証拠です。

意識して新しい価値観を受け入れたり、今まで経験のないことへのチャレンジをしてみてください。

予防医学を軽視する日本の医療制度

思秋期、人間ドックに行って検査数値に一喜一憂してみても、若返ったりもっと健康になったりするわけではありません。

病気であれば早期発見して治すことはもちろん大事ですが、思秋期に大切なのは、今の健康状態をもっとよくして、その状態をずっと続けられるようにすることです。

ところが、日本の医者は治療医学中心で、しかも臓器別診療ですから、肝機能が落ちているとなるとCTをとったり、針を刺して少量の組織片をとる肝生検をしたり、狭い専門分野の中で徹底的に検査します。

病気を見つけることにはとことん執着して、異常が見つかれば嬉々として治そうとしますが、その治療や他の臓器や心の健康などに与える影響を考えることもありませんし、病気でない人をもっと健康にすることはできません。

医者に健康法を聞いても的外れなのは、「病気でない」ことと「健康」が区別できていないからです。数値が正常の範囲内の人が「若々しさを保ちたい」と希望しても、「正常だから大丈夫」というばかりで、まったくのお手上げになってしまうのです。

悪くなったところを直して元に戻す、いわば〝修理屋〟が主流として大きな顔をしているのが日本の医者です。元よりもよくすることを目的とする美容外科医は、一段下に見られてしまう現実があります。

日本の医療制度の問題点は、病気の治療にばかり重点が置かれ、予防医学を軽視（無視？）しているところです。

もちろん、病気になって医者にかかったときに保険診療が受けられるのは素晴らしいことですが、今の健康を維持したい人や、病気未満だけれども改善したいという場合は、保険診療の対象になりません。病気になってから治療するコストより、予防にコストをかけたほうが、はるかに安上がりで医療費削減効果も大きいことはよく知られているのに、改められる気配もないのです。

がんでも認知症でも、治療医学の動向は、ニュースでも雑誌でも大きく報道される一方で、予防医学はあまり目立ちません。しかし、最新の研究成果を応用した医療技術には、今までになかった効能が期待できるものもあります。

私の知る範囲で、思秋期の人が、若々しく元気でいられる最新の医療技術を以下に紹介します。

脳の老化に直接アプローチする「TMS治療」とは

最先端医療として、私が思秋期の方にお勧めしたいのが、「磁気刺激治療（TMS）」です。

15年ほど前、「副作用がない夢のうつ治療法」としてNHKスペシャルで取り上げられ、大きな話題を呼びましたので、覚えている方も多いかもしれません。**うつ治療法として有名になったＴＭＳ治療ですが、実は思秋期の脳にもとても効果的であるこ**とがわかってきました。

これまでに述べてきたように、年を取ると脳がだんだん萎縮してきますが、脳の中でもとくに前頭葉がまず縮んできます。前頭葉が萎縮してくると何が起こるかについては、第2章でも述べましたが、意欲や感情のコントロール、思考の切り替え、クリエイティビティがうまくできなくなってきます。キレやすくなったり、意欲がなくなったり、新しいことを考えられなくなってしまうのです。

この前頭葉機能の低下に対し、直接働きかけることができる画期的な治療法が「ＴＭＳ治療」なのです。

ＴＭＳ治療とは、ストレスや老化などによって機能が低下した脳の組織（とくに前頭葉）に、ごくわずかな磁気刺激を与えることで、神経伝達物質や神経細胞を活性化させ、脳の活動を回復させる治療法です。

特殊な装置を頭部にあてて横になっているだけでよく、麻酔などの処置が必要ないため、安全性が高く、ほとんど副作用がないことが特長です。

アメリカでは、日本の厚生労働省にあたる食品医薬品局（ＦＤＡ）による認可を受けている治療法ですが、日本では２０１９年に一部の病院では保険適用可能となりました。

うつ治療においては、薬物療法で効果がなかった人にＴＭＳ治療を行った結果、約６割の効果があったという論文も出ています。治療の副作用がないことに加え、治療中も脳の働きのポテンシャルを下げないことも特筆すべき点です。

症状や各人によって、その期間や回数は異なりますが、ＴＭＳ治療は一定期間、何度か回数を重ねて行う必要があります。

認知症の予防につながる最先端医療

思秋期になると気になるのが、認知症だという方も多いかもしれません。実際、65歳以上の高齢者のうち、認知症を発症している人は推計16・7%で、2020年度の厚労省の調査によると、約602万人に上ることがわかっています。認知症の前段階である軽度認知障害（MCI）の高齢者も約400万人いると推計され、認知症とその予備群を含めると、65歳以上の4人に1人が該当することになります。

認知症は、さまざまな病気や老化などによって脳の働きが悪化し、いろいろな障害が起こり、生活に支障が出る状態をいいます。原因となっている病気によっては治ることもありますが、老化によって徐々に進行する脳機能の低下については、確たる治療法がないのが現状です。

そんななか、脳に直接働きかけることのできるTMS治療は、超高齢化が進む人類

認知症予防に光
TMS治療

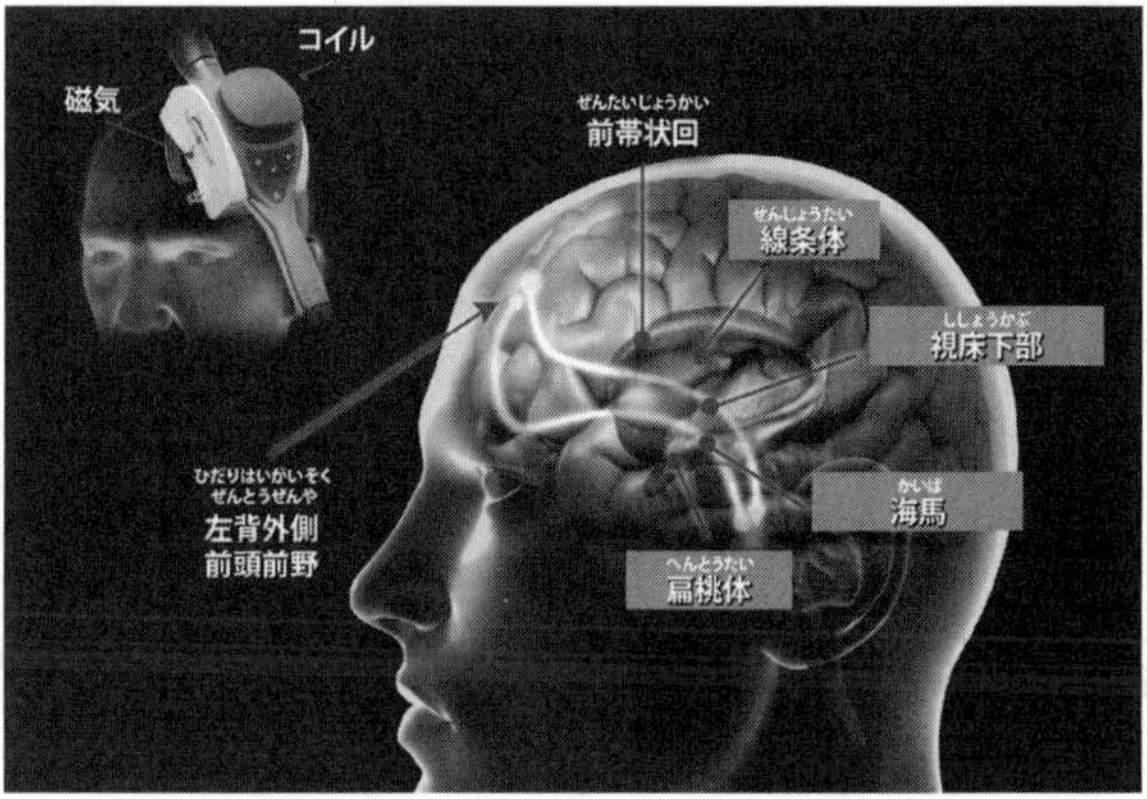

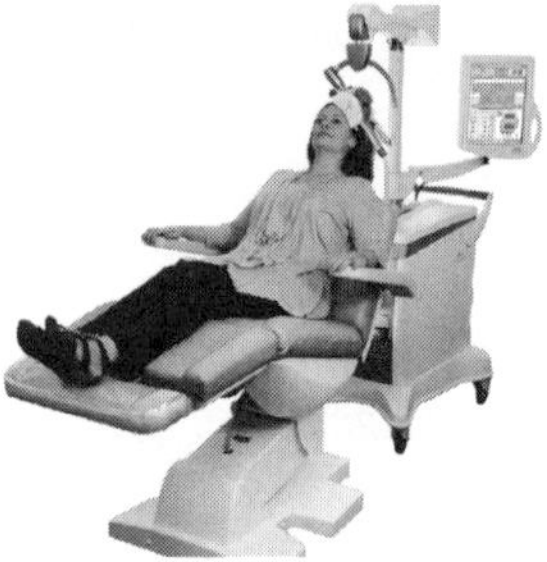

TMS治療は、左の前頭葉にある「背外側前頭前野」に磁気刺激を与える。刺激は神経細胞を通じて、さらに深部にある感情を司る「扁桃体」に二次的な刺激を与え、脳の活動を回復させる効果がある。

写真提供：Neuronetics,Inc.社

【監修】お茶の水健康長寿クリニック
https://ohlclinic.jp
院長　白澤卓二
〒101-0062 東京都千代田区神田駿河台2-8-7F

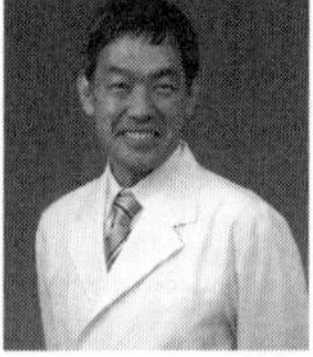

にとって、大きな福音であると私は考えます。

ＴＭＳ治療は40代半ばから60代半ばくらいまでの初老期認知症の前段階の方を主な対象としているそうです。

認知症になると日常会話がままならなくなったり、物忘れがひどくなるというイメージが強いかと思います。会話をしたり、情報を一時的に保ちながら操作するための脳の領域を「ワーキングメモリ」といいますが、これは前頭葉にあるのです。

認知症においても、前頭葉がカギを握っていることがおわかりいただけたかと思いますが、ＴＭＳ治療によって前頭葉を磁気刺激することで、ワーキングメモリを活性化させ、認知症の予防につながるというわけです。

医療技術で若さを取り戻すのは〝反則〟ではない

見た目を若くするために、美容医療の技術に頼ることもできます。

ただ、ホルモン補充療法すら抵抗を感じている日本人は、外見に関して医療の力を借りることを、とりわけ後ろ暗く捉えてしまうようです。

テレビタレントの髪が少しでも不自然に見えたら、すぐに「ヅラ疑惑」です。見た目が若いと気持ちも若返るのに、「カツラをして若く見られたい」と願う気持ちの、いったいどこが悪いというのでしょうか。すぐ隣の韓国は美容整形大国なのに、日本ではボトックス注射でシワをとることさえ〝反則〟だと思う人がたくさんいます。

しかし、見た目の若さを取り戻そうとすることは、思秋期の対応として大切なことです。医療の技術を使うのも、決して悪いことではありません。

効くかどうか、大して当てにならない高額なシワ取りクリームなどを一生懸命に塗るくらいなら、エビデンス（科学的で客観的な根拠）に基づいた美容皮膚科などの最新医療技術を使ったほうが、安全だし効果も確実です。

自費診療になるから高額だと思われていますが、今はこうした世界にも価格破壊が進んできて、実は化粧品よりも財布に優しいケースも少なくありません（医薬品にはそれなりの原価がありますので、安価すぎるのは勧めませんが)。

興味のある人も多いと思うので、本書の最後にいくつか紹介しておきます。

●ヒアルロン酸注射

小鼻から口角にかけて伸びる「ほうれい線」を薄くしたり、目の下のクマやシワの解消によく使われます。また、鼻やあごなどの平たくてコンプレックスになっている部分に注入して盛り上げたり、唇に注入して肉感的にしたりと、プチ整形的にも使われます。

ヒアルロン酸は高い保湿力があって化粧品にも配合されていますが、もともと人体で作られる物質なので安全性は高いのですが、それだけに分解・吸収されるのも速いのです。

体質や使用する薬剤にもよるので一概にはいえませんが、効果があるのは施術後、数か月から半年といったところでしょう。

最近は費用を抑えるために、自分でヒアルロン酸の注射を打つ人もいるようです。

ヒアルロン酸自体は、それくらい安全性が高いということにもなるのでしょうが、打ち損なうと顔に凸凹が残る場合もあるので、必ず専門医に施術してもらわなくてはいけません。

●ボトックス

ボツリヌス菌の持つ毒素によって、顔の神経を一時的にマヒさせてシワを伸ばすという薬剤の商品名がボトックスです。毒素というと危険なものと思われるかもしれませんが、ヨーロッパやアメリカではかなり普及していて、美容目的のほか斜視や顔面マヒの治療などで、世界中で使われています。

加齢による顔、目元、眉間などのシワを目立たなくすることのほか、エラをへこませアゴをとがらせるなどの小顔効果や、ふくらはぎに注射して脚をほっそりさせるといった効果なども目的とされます。

「急にシワが消えると、周囲の人から不自然に思われるのではないかしら」と心配する人もいますが、少しずつシワを薄くするような調節も可能です。

ただ、あまり深く刻まれてしまったシワを完全に消すことはできないので、シワが深くなる前に、予防的に行うことをお勧めします。皮膚にたるみができる前から使い続けていれば、シワはできにくいからです。

効果はやはり数か月から半年ほどなので、持続させるには継続して施術を受ける必要があります。女性の中には、月に何万円も化粧品に注ぎ込んでいる人もいますが、確実な効果を考えるとボトックスのほうが安上がりになるかもしれません。

ちなみに「ボトックス」は一般名称のように普及しているので、本書でもこの名称で紹介していますが、本来はアメリカのアラガン社の商品名です。私のクリニックでは、イギリスのイプセン社の「ディスポート」を使っています。肌が引きつったように張るのでなく、じわっとシワが伸びるのが特徴です。

ほとんどのクリニックはこのどちらかを使っていますが、中国製や韓国製もあります。ほかと比較して、あまりに激安な料金設定をしているところは避けたほうが賢明でしょう。

●ACR療法（PRP・血小板注入）

自分自身の血液を用いて行う再生医療のひとつで、顔や首のシワ、たるみの減少、肌の張り感アップ、毛穴の引き締め、ニキビ跡の改善などを目的に行われます。

血液を遠心分離器にかけ、多血小板血漿（ＰＲＰ）の成分を取り出して、皮膚に注射するもので、血小板には成長因子と呼ばれる、体内の細胞を元気にして修復する成分が含まれています。これを皮膚に注射することで、肌を若返らそうという技術です。

気になる部分に注射するのは、ヒアルロン酸注射やボトックス注射とほとんど同じですが、自分自身の血液の成分を使い、自分の再生能力を生かそうとしている点に特徴があります。自分自身の血液ですから副作用やアレルギーはないはずですが、クリニックによっては、さらに高い効果を謳って、外部からの成長因子を加えて施術するケースもあります。この場合、肌にしこりが残ったり、顔がゴツゴツしたりといったトラブルも一定数報告されています。

ＡＣＲ療法のメリットのひとつは、自身の血液のみを使う安全性ですから、外から何かを添加するのはこのメリットに反するとも考えられます。この点は、クリニック選びのときに注意したほうがいいでしょう。

●ＡＧＡ（男性型脱毛症）治療

いわゆる「ハゲ」に悩んでいる男性は少なくありません。

一括りにハゲと呼ばれていますが、さまざまな種類があって、それぞれに原因や特徴があります。中でも多いのがＡＧＡ（男性型脱毛症）で、思春期以降、こめかみや生え際が後退していって、髪の毛が失われるタイプです。

女性にもＡＧＡはあって、思秋期あたりから、薄毛で悩む女性も増えてきます。男性のようにすっかり髪の毛が失われることはあまりないのですが、頭頂部を中心に頭髪全体が薄くなったり、頭髪全体が細くなったりするのが特徴です。

ＡＧＡは「男性型」と名がついているように、男性ホルモンに関係しています。

年を取ると、男性ホルモン（テストステロン）がＤＨＴという〝悪玉テストステロン〟に変身してしまうのですが、このＤＨＴは前立腺肥大や加齢臭の原因であるとともに、ヘアサイクルの成長期を短くして、ハゲや薄毛の原因になっています。年を取るとともに「髪の毛が細くなった」「柔らかくなった」という人が増えるのは、DHTのためにヘアサイクルが短くなって、うぶ毛くらいまでしか育たなくなった状態だとわかってきたのです。

よく、男性ホルモン補充療法を受けるとハゲるといわれますが、一生のうちで一番テストステロンが多い時期である思春期にハゲている子どもはほとんどいないことでわかるように、問題は男性ホルモンでなく、DHTなのです。

女性は閉経後、女性ホルモンが減って男性ホルモン優位になるのですが、このとき〝悪玉テストステロン〟が増えてしまって、AGAになる人が出てくるわけです。

AGAは病院で治療が受けられます。お笑いコンビの爆笑問題がCMに出ていた、プロペシアという日本で唯一のAGA服用薬が認可されているためです。プロペシアはもともと、前立腺肥大の薬として開発されたもので、その主成分、フィナステリドにはテストステロンがDHTになるときに働くリダクターゼという酵素を抑える作用があります。

このフィナステリドはＡＧＡの治療薬であるばかりでなく、もともとの機能である前立腺肥大の予防にもなるので魔法の薬のように思われていました。ところが、とくに日本で思わぬ副作用が問題とされています。

それはＥＤや抑うつなどの男性更年期障害に近い症状です。ＤＨＴは脱毛、加齢臭、前立腺肥大を誘発するので、悪玉の男性ホルモンと思われていたのですが、思秋期の時期に減ってくるテストステロンを補う強力な作用があったのです。

そのため、テストステロンが減っている人に、テストステロンをＤＨＴに変換するのをブロックするフィナステリドを投与すると、男性ホルモン不足状態が起こってしまうのです。

これに対して、ショーシャ博士は、テストステロンだけでなくＤＨＴなど、さまざまな男性ホルモンのプロフィールを測定して、フィナステリドを投与しながらテストステロンを補充する技術を開発しています。

さらに脱毛を抑えるだけでなく、発毛を促進するサプリやミノキシジルなどの薬剤を併用することで、「男性機能も上げる強力な発毛プログラム」を始めて、パリや香港で絶大な効果を上げています。私のクリニックでも、２０１４年から、このテクニックをいち早く採用しています。

ハゲや薄毛は、飲み薬として病院で処方される時代になっていることも知っておいてほしいと思います。

●歯科インプラント

40代以上になると、歯周病を抱える人の割合は80％を超えるともいわれています。かつては歯槽膿漏と呼ばれていた病気で、ひどくなると歯茎が緩んで歯が抜けてしまいます。

そうなると、入れ歯やブリッジで対応することが多かったのですが、最近はインプラントという人工歯根を用いた治療を選択する人も増えています。

インプラントは歯が抜けた部分の骨にネジを埋め込んで、そこに人工の歯をかぶせるもので、自分の歯と同じ感覚で扱え、自然に見えるのが大きな魅力です。

入れ歯になると、いかにも老人になったように感じてがっくり落ち込む人も少なくありませんが、インプラントではそうした精神的な影響は少なくなります。

また、入れ歯でうまく噛めないと、胃腸への負担が大きくなるだけでなく、食事が楽しめなくなってしまいます。よくできた入れ歯でも、自分の歯に比べると噛む力は半分程度、総入れ歯だと3～4割くらいに落ちてしまいますが、インプラントは自前の歯と同様に噛むことができます。

さらに噛むという動作は、脳の広い範囲を活性化させると考えられています。ものを噛むと、その刺激が脳神経の中でもっとも太い三叉神経に伝わり、脳の運動、感覚、記憶、思考、意欲といった部分が活性化されるわけです。

歯が重要というのは、この点も大きい。思秋期に、自分の歯をできるだけ大切にすることは当然として、抜けてしまった場合は適切な治療を受けることが大切です。

インプラントの施術には十分な設備と技術が必要なので、入念な情報収集をして信頼できるクリニックを選ぶことはあらためて述べるまでもないでしょう。

●ホワイトニング

白くて健康的な歯は気分を明るくします。男性女性にかかわらず魅力のひとつになるし、笑顔を素晴らしく引き立てます。反対に歯が汚いと、どんなハンサムや美女でも幻滅しそうですし、異性間ならキスをためらわせることにもなるでしょう。

きれいな歯並びや白い歯がステータスとされるアメリカでは、以前からかなり浸透していましたが、日本でも、この十数年でホワイトニングを施術するクリニックが急速に増えてきました。

ホワイトニングの方法は主として次の三つです。

一つはホワイトニング剤を使って歯を白くするもの。歯の表面のエナメル質を無色透明に近づけるとともに、その下の黄色い象牙質の色が透けないような構造へと変化させます。健康な歯を削らずに施術できるので安全というメリットがあり、もっとも一般的な方法です。

ただ自分の歯なので、完全に真っ白な歯になるという保証はありません。数度の通院が必要になる場合もあるし、色が後戻りして再度施術が必要になる場合もあります。

二つ目は、クラウンやラミネートベニアといった人工の歯をつける方法です。思い通りの白さにできる、色の後戻りもほとんどない、治療期間が短いといったメリットがあるので、芸能人に人気が高い方法です。反面、健康な歯を削る必要があり、歯の神経を抜かなくてはならないケースもあるので熟慮が必要でしょう。

三つ目に、歯に薄いプラスチックをコーティングする方法があります。歯にマニキュアをするイメージで、もっとも簡便で比較的安価ですが、効果は1か月ほど。白さを保つには定期的な通院が必要になります。

こうしたホワイトニングには保険は適用されませんが、歯のクリーニングは保険診療でできます。ホワイトニングのようには白くはならないのですが、着色汚れを除去できて、歯が一段階ほど明るくなります。歯周病の予防にもなるので、定期的なメンテナンスとしてお勧めです。

●レーシック

40代か、遅くとも50代になるとほとんどの人に老眼の自覚症状が出てきます。

老眼は、レンズにあたる水晶体の柔らかさが失われて調節力が弱まり、近くのものに焦点が合わなくなるために起こります。矯正法として一般的なのは老眼鏡ですが、本や新聞を読むときや携帯電話を使おうとするときなど、必要なときだけかけるのは非常にわずらわしいものです。

レーシックはレーザーを用いて角膜の曲率を変え、視力を矯正する手術で、日本ではレーザー装置の医療機器認可がされた２０００年から、急速に広まりました。

もともと近視・遠視・乱視などが適応で、老眼の治療はできないとされていましたが、近年は技術を応用した老眼用レーシックも登場しています。

たとえば、角膜の周りにカーブをつけることによって、遠近両用のコンタクトレンズをつけたような状態にする伝導性角膜形成術や、片方の目を遠くがよく見えるように、もう片方は近くが見えるようにするモノビジョンという方法が実用化されています。角膜内に小さな黒いリングを挿入し、ピンホール効果によって老眼を矯正する方法もあります。

いずれも一定の効果が認められ、さまざまなクリニックで行われていますが、白内障があると手術が受けられません。レーシックは技術の進歩が早いので、10年前と今とでは装置がまったく違います。できるだけ最新の装置や理論を導入しているクリニックを選ぶのが賢明です。

現代は医学の進歩によって、若さをできるだけ保ちながら少しずつ老いていくことも可能になっています。

もちろん自分の身体のことですし、医学は万能というわけでもないですから、「これが絶対にお勧めです」とはいえません。

ただ、選択肢は持っておいたほうがいい。そのほうが、人生で後悔することが少ないと私は考えているからです。

おわりに

本書は、2016年に出された『思秋期』という本を加筆修正して、新書化したものですがいろいろな意味で予想外の展開になりました。

林真理子先生にもいい言葉といっていただいた「思秋期」という言葉は、日本ではやらず、本も大ヒットはしなかったのですが、中国語版が出されるとベストセラーになり、中国でも大きな講演会に招待されました。そのときにお会いした国の大物の経済ブレインの方はこれからの中国の最大の問題は「思秋経済」だといってくださいました。中国がこれからの高齢化に対して、それこそ「思う」必要があるとおっしゃるのです。今年は思秋期センターができるそうで、私もビデオメッセージを送りました。

実際、本書で紹介したクロード・ショーシャ先生のクリニックも、香港でジャッキー・チェンやコーン・リーが通っていることもあって、上海のクリニックは1年で6

個の分院を出すほどの盛況ですが、私のクリニックはもうひとつの状況のままです。

4000年前から不老長寿の歴史がある国は、人々の求めることが違うようです。

しかしながら、現時点では、日本のほうが思秋期を伸ばして老人になることを遅らせることの重要性ははるかに大きいのは確かです。そのために本書を再刊行する必要があると思い、もう一度、発行させていただきました。

実は、この6年の間に、私は一時期血糖値が660㎎/dℓを超える糖尿病や、最高血圧が200を超えるような高血圧が見つかりました。しかし、長生きより若々しさをとる決断をして、多少運動を足して、血糖値は200〜300、血圧は170くらいでコントロールしています。そのおかげか若々しさは保たれていると自負しています。

太く短く（実は意外にそのほうが長寿なのですが）生きるか、細く長く生きるかを考えるヒントにしていただけると幸いです。

和田秀樹

[著者プロフィール]

和田秀樹（わだ ひでき）

精神科医
1960年大阪府生まれ。1985年東京大学医学部卒業。東京大学医学部附属病院精神神経科助手、アメリカ・カール・メニンガー精神医学校国際フェローを経て、現在はルネクリニック東京院院長。一橋大学経済学部、東京医科歯科大学非常勤講師（医療経済学）。川崎幸病院精神科顧問。
著書は、『80歳の壁』『70歳の正解』（ともに幻冬舎）、『六十代と七十代 心と体の整え方』（バジリコ）、『70歳が老化の分かれ道』（詩想社新書）、『症状が改善！介護がラクになる マンガでわかる！ 認知症』『70歳からの老けない生き方』『60歳から脳を整える』（以上リベラル社）など多数。

装丁デザイン　大場君人
校正　くすのき舎
本文デザイン・DTP　尾本卓弥（リベラル社）
編集　安永敏史（リベラル社）
編集人　伊藤光恵（リベラル社）
営業　津村卓（リベラル社）
制作・営業コーディネーター　仲野進（リベラル社）

編集部　鈴木ひろみ・榊原和雄・中村彩
営業部　澤順二・津田滋春・廣田修・青木ちはる・竹本健志・持丸孝・坂本鈴佳

※本書は2016年にブックマン社より発行した『思秋期』を改題し、再構成し新書化したものです。

リベラル新書 002

「思秋期」の壁

2022年11月24日　初版発行

著　者　和田　秀樹
発行者　隅田　直樹
発行所　株式会社 リベラル社
〒460-0008　名古屋市中区栄3-7-9　新鏡栄ビル8F
TEL 052-261-9101　FAX 052-261-9134
http://liberalsya.com
発　売　株式会社 星雲社（共同出版社・流通責任出版社）
〒112-0005　東京都文京区水道1-3-30
TEL 03-3868-3275
印刷・製本所　株式会社 シナノパブリッシングプレス

 ISBN978-4-434-31224-3　C0295